F. Niemeyer

Die epidemische Cerebro-Spinal-Meningitis nach Beobachtungen im Großherzogtum Baden

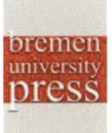

bremen university press

F. Niemeyer

Die epidemische Cerebro-Spinal-Meningitis nach Beobachtungen im Großherzogtum Baden

ISBN/EAN: 9783955622350

Auflage: 1

Erscheinungsjahr: 2013

Erscheinungsort: Bremen, Deutschland

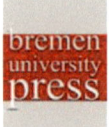

bremen
university
press

Die

epidemische

Cerebro-Spinal-Meningitis

nach Beobachtungen

im

Grossherzogthum Baden

von

Dr. F. Niemeyer,

**o. ö. Professor und Director der medicinischen Klinik in Tübingen,
Ritter des kais. russ. St. Annen-Ordens 2. Cl. mit Brillanten.**

.

Berlin, 1865.

Verlag von August Hirschwald.

Unter den Linden 68.

Inhalt.

Das in neuerer Zeit in vielen Districten Deutschlands beobachtete Auftreten der epidemischen Cerebrospinalmeningitis hat dieser Krankheit in hohem
Grade das Interesse der Aerzte zugewendet. Ich
glaube daher, dass die vorliegende Abhandlung über
die epidemische Cerebrospinalmeningitis einem vorhandenen Bedürfniss entspricht, und dass sie dem
ärztlichen Publikum willkommen sein wird. Das
Material, welches ich für die Arbeit benutzt habe,
bilden theils die Resultate eigener Beobachtungen,
welche ich während eines achttägigen Aufenthaltes
in Freiburg, Carlsruhe und Rastatt durch die grosse
Gefälligkeit der dortigen Herrn Collegen in verhältnissmässig grosser Anzahl zu machen Gelegenheit
hatte, theils die Ergebnisse eingehender Besprechungen
mit guten Beobachtern über die zu ihrer Behandlung
gekommenen Krankheitsfälle, theils endlich die Aus-
beute zahlreicher Krankengeschichten, Sectionsprotokolle, und statistischer Notizen, welche mir die
betreffenden Herrn Collegen in Freiburg, Rastatt und

Carlsruhe mit der freundlichsten Zuvorkommenheit nach Tübingen gesendet und ausdrücklich zur unbeschränkten Benützung überlassen haben. Ich erfülle eine angenehme Pflicht, indem ich den Herrn Kussmaul und v. Rotteck in Freiburg, den Herrn Mayer, R. Volz, A. Volz, Hoffmann, Picot und Deimling in Carlsruhe, sowie den Herrn Haug, Panther, Gawalowsky, Riedel, Oster und Maier in Rastatt noch einmal öffentlich meinen besten Dank für die werthvolle Unterstützung meiner Nachforschungen über die epidemische Cerebrospinalmeningitis wiederhole.

Pathogenese und Aetiologie.

Schon der erste Fall von epidemischer Cerebrospinalmeningitis, welchen ich gemeinschaftlich mit Prof. Kussmaul auf der Freiburger Klinik zu beobachten Gelegenheit hatte, drängte mir fast die Ueberzeugung auf, dass die epidemische Cerebrospinalmeningitis, wenn sie überhaupt eine Infectionskrankheit sei, zu derjenigen Gruppe von Infectionskrankheiten gehöre, bei welchen sämmtliche Krankheitserscheinungen allein von den durch die Infection hervorgerufenen anatomischen Veränderungen eines einzigen, oder einiger weniger Organe abhängen.

Ich halte eine Eintheilung der Infectionskrankheiten in solche, bei welchen das schwere Allgemeinleiden, und namentlich das Fieber theils unmittelbar von der Aufnahme des inficirenden Stoffes in die Säftemasse, theils mittelbar von den durch die Infection gesetzten Localerkrankungen abhängt, und in solche, bei welchen der einzige Effect der Infection in den pathologischen Veränderungen eines einzigen, oder einzelner weniger Organe und in den von diesen Veränderungen abhängigen Symptomen besteht, für durchaus geboten. Zur ersten Gruppe, für welche der Name „zymotische" Krankheiten, — den ich selbst nicht gebrauche, weil er auf einer wahrscheinlich richtigen, aber nicht vollständig erwiesenen Hypothese begründet ist, — sich einigermaassen rechtfertigen lässt, gehören unter Anderm die acuten Exantheme, die verschiedenen Typhusarten, die Pest und vor Allem die Malariakrankheiten. Als Prototype der letztern lassen sich besonders die Ruhr und die asiatische Cholera aufstellen.

Die beiden Gruppen von Infectionskrankheiten, deren Trennung ich für nothwendig halte, unterscheiden sich auch dadurch von einander, dass die durch die Infection hervorgerufenen anatomischen Veränderungen der Organe bei der ersten Gruppe ein ganz eigenthümliches Verhalten zeigen, ein Verhalten, wie es einzig und allein durch die Infection mit dem specifischen inficirenden Gifte hervorgerufen wird. Keine andere krankmachende Potenz, welche auf den Körper einwirkt, ruft diejenigen Veränderungen der Haut, der Schleimhäute etc. hervor, welche die Einwirkung des Pocken-, Maser-, Scharlach-, etc. Giftes zur Folge hat. Anders verhält es sich bei der Ruhr und der asiatischen Cholera. Hier ist das Krankheitsproduct keineswegs pathognostisch. Die einfache, nicht auf Infection beruhende diphtheritische Entzündung des Dickdarms ist nicht von der zu unterscheiden, welche durch Infection mit dem Ruhrcontagium hervorgerufen wird. In der Leiche eines an Cholera nostras verstorbenen Kindes findet man dieselben Veränderungen im Darm, dieselbe Eindickung des Blutes, wie in der Leiche eines an Cholera asiatica verstorbenen Kindes.

Endlich zeigen bei der ersten Gruppe von Infectionskrankheiten fast constant die Milz und die Lymphdrüsen eine Betheiligung, welche bei der zweiten Gruppe fehlt.

Meine Vermuthung, dass die epidemische Cerebrospinalmeningitis, wenn sie überhaupt eine Infectionskrankheit sei, zu der zweiten Gruppe gerechnet werden müsse, wurde durch die Beobachtungen, welche ich selbst in Carlsruhe und Rastatt zu machen Gelegenheit hatte, und durch die mir mit grosser Bereitwilligkeit von den dortigen Herrn Collegen mitgetheilten Krankengeschichten, zur Gewissheit. Es ist mir völlig unverständlich, wie von französischen Forschern, wenn sich die Beobachtungen derselben überhaupt auf die gleiche Krankheit beziehen, die epidemische Cerebrospinalmeningitis für eine eigenthümliche Typhusform erklärt und von andern wenigstens als eine dem Typhus sehr nahe verwandte Krankheit bezeichnet werden konnte.

Die Krankheitserscheinungen, welche die Kranken darbieten, lassen sich sämmtlich, wie ich später ausführlich zeigen werde, ohne alle Schwierigkeit auf die in den Gehirn- und Rückenmarkshäuten bei der Section nachgewiesenen Veränderungen zurückführen. Ich will an dieser Stelle nur auf folgende Momente aufmerksam machen. In der Regel fehlt ein Prodromalstadium, und wo ein solches beobachtet wird, beschränken sich die Symptome desselben bloss auf Klagen über Kopf- und Rückenschmerzen, also auf Krankheitserscheinungen, welche bereits auf Veränderungen in den Theilen deuten, in welchen bei der Obduction schwere Läsionen gefunden werden. — Fast ausnahmslos eröffnet ein heftiger Schüttelfrost die Scene. — Unmittelbar an den Schüttelfrost schliessen sich Erscheinungen an, welche eine schwere Erkrankung der Gehirn- und Rückenmarkshäute ausser Zweifel stellen. — Das Fieber ist keineswegs heftiger als die grosse Verbreitung der intensiven Entzündung erwarten lässt, es ist im Gegentheil eher geringer als man es bei Entzündungen von gleicher Intensität und gleicher Verbreitung zu finden pflegt. — Der Verlauf der Krankheit ist in der Regel ein sehr acuter. — Wenn die Kranken nach Ablauf derselben nicht sofort in die Genesung treten, sondern in ein längeres Siechthum verfallen, so hängt letzteres in der unverkennbarsten Weise wiederum einzig und allein von den Residuen der Meningitis ab. — Endlich kommen zur Zeit einer Epidemie neben entwickelten Fällen der Krankheit in grösserer Anzahl auch solche Fälle vor, bei welchen ein wenige Tage anhaltender Kopf- und Rückenschmerz die einzigen Krankheitssymptome darstellt. — Der Contrast zwischen den Krankheitsbildern einer Cerebrospinalmeningitis und einer typhösen Erkrankung ist ein so greller, dass ich es für überflüssig halte, in weitläufiger Weise eine Parallele zwischen den Symptomen und dem Verlaufe beider Krankheitsformen zu ziehen.

Zu derselben Auffassung der Krankheit, zu welcher wir durch Betrachtung der Symptome und des Verlaufes gelangen, werden wir auch durch die Resultate der Leichenöffnungen gedrängt. Der constante Befund, welchen die Section ergibt, ist eine ausgebreitete Entzündung der Gehirn- und Rückenmarkshäute. Diese Entzündung hat keineswegs einen spezifischen, etwa nur bei der epidemischen Meningitis vorkommenden Character, so dass man sie auch nur entfernt mit der Erkrankung der Darmfollikel beim Ileotyphus vergleichen könnte; wir werden im Gegentheil später ausführlich zeigen, dass die bei der epidemischen Meningitis in den Gehirnhäuten vorgefundenen Veränderungen genau die gleichen sind, wie sie auch bei der sporadischen Form sich finden, und dass sich die Sectionsbefunde bei beiden Krankheiten nur dadurch von einander unterscheiden, dass der Process bei der sporadischen Meningitis nur ausnahmsweise die Intensität und die Ausbreitung wie bei der epidemischen Meningitis erreicht. — Dazu kommt ferner, dass die genannten Veränderungen in den Meningen den einzigen constanten pathologisch-anatomischen Befund darstellen. Während beim Typhus ausser der Erkrankung des Darmkanals sich gröbere anatomische Veränderungen in zahlreichen andern Organen und feinere Texturerkrankungen vielleicht in allen Gebilden erkennen lassen, findet man bei der epidemischen Cerebrospinalmeningitis, abgesehen von zufälligen Complicationen, sämmtliche Organe von anscheinend durchaus normalem Verhalten.

Endlich will ich ausdrücklich erwähnen, dass bei der epidemischen Cerebrospinalmeningitis weder die peripherischen noch die im Innern des Körpers gelegenen Lymphdrüsen eine Schwellung oder eine sonstige Veränderung erkennen lassen, und dass die Milz bei den Sectionen von normaler Grösse und normaler Consistenz gefunden wird.

Immerhin sind noch einige Einwände gegen unsere Auffassung möglich, die wir einer genaueren Besprechung unterziehen müssen. — Der erste ist der, dass das in dem Herzen und den grossen Gefässen bei den Obductionen gefundene Blut, ähnlich wie bei den typhösen Erkrankungen und den acuten Exanthemen, von dünnflüssiger Beschaffenheit ist oder doch nur spärliche, schlaffe, nicht entfärbte Gerinnsel enthält. Die Thatsache lässt sich nicht in Abrede stellen, wohl aber müssen wir uns gegen den Schluss verwahren, wenn man etwa aus der genannten Beschaffenheit des Blutes folgern wollte, dass die epidemische Cerebrospinalmeningitis zu der ersten Gruppe von Infectionskrankheiten gehöre und in einer nahen Verwandtschaft zu den Typhusarten stehe. Die Erfahrung lehrt, dass die gleiche Blutbeschaffenheit auch bei andern sehr acut verlaufenden Krankheitsprocessen, namentlich bei solchen, welche mit krampfhaften Erscheinungen verbunden sind, und vor Allem bei Gehirnkrankheiten, bei welchen nicht der geringste Verdacht auf eine Infection vorliegt, gefunden wird.

Ein zweiter Einwand ist der, dass in vielen Fällen auf der Haut der kranken Individuen Exantheme beobachtet werden. Die häufigste Form von Exanthemen, welche in der Rastatter und Carlsruher Epidemie beobachtet wurde, war ein Herpes; nun aber wird gerade diese Form keineswegs ausschliesslich bei der ersten Gruppe von Infectionskrankheiten und mit einer gewissen Häufigkeit nur bei der Malariainfection beobachtet; mindestens eben so häufig begleitet diese Ausschlagsform acute entzündliche Erkrankungen, namentlich Pneumonieen, und da nun vollends die Herpeseruption eine zwar häufige, aber nichts weniger als constante Erscheinung im Verlaufe von epidemischer Cerebro-

spinalmeningitis bildet, so lässt sich dieselbe gewiss nicht
für die Einreihung der in Rede stehenden Krankheit unter
jene erste Gruppe von Infectionskrankheiten benützen. Etwas
anders verhält es sich mit der Roseola und den Petechien,
welche in manchen Fällen auf der Haut der Kranken beobachtet werden. Wäre diese Erscheinung ganz constant, so
wäre sie mindestens verdächtig, da die verschiedenen Typhus-
formen und die dem Typhus verwandten Krankheiten sich
durch das Vorkommen dieser oder ähnlicher Eruptionen
auf der Haut auszeichnen. Aber einmal ist das Vorkommen
von Roseolaflecken und Petechien bei der epidemischen
Cerebrospinalmeningitis durchaus nicht constant. In der
grossen Mehrzahl der Fälle, in welchen in Carlsruhe und
Rastatt auf das Sorgfältigste nach rothen und blauen Flecken
auf der Haut gesucht wurde, führten diese Nachforschungen
zu negativen Resultaten. Andererseits ist mit Recht, wenn
ich mich nicht irre, von Skoda, hervorgehoben worden, dass
der diagnostische Werth einzelner Roseolaflecke auf der
Haut in hohem Grade überschätzt werde, und dass sich bei
zahlreichen acuten fieberhaften Krankheiten, welche notorisch
nicht von einer Infection abhängen, wenn man nur sorgfältig suche, sich einzelne rothe Flecken oder Knötchen auf
der Haut auffinden liessen.

Der dritte, jedenfalls schwächste Einwand, welcher, so
viel ich weiss, von französischen Forschern gegen unsere
Auffassung erhoben und für die Identificirung der epidemischen Cerebrospinalmeningitis mit typhösen Erkrankungen
geltend gemacht wurde, ist der negative Erfolg oder der
schädliche Einfluss der Antiphlogose, namentlich der Blutentziehungen. Dass in schwereren Fällen der Erkrankung
sowohl eine antiphlogistische, als jede andere Behandlung
erfolglos bleibt, kann Niemand befremden, welcher der Section
derartiger Fälle beigewohnt hat. In leichteren Fällen, namentlich in denen, bei welchen die Krankheitserscheinungen

allein in heftigen Kopf- und Rückenschmerzen bestanden, leistete die Antiphlogose, namentlich die Anwendung der Kälte und örtliche Blutentziehungen in der Carlsruher und Rastatter Epidemie die vortrefflichsten Dienste.

Endlich wird man die in einzelnen seltenen Fällen bei der Cerebrospinalmeningitis als Complicationen oder Nachkrankheiten beobachteten Entzündungen der Lungen, des Brustfells und der Gelenke nicht wohl als einen Einwand gegen unsere Auffassung benützen können, da derartige Nachkrankheiten und Complicationen mindestens eben so häufig, als bei der in Rede stehenden Krankheit, auch bei ausgebreiteten Entzündungen und Exsudationsprocessen, welche unabhängig von einer Infection entstanden sind, beobachtet werden.

Die Frage, ob die epidemische Cerebrospinalmeningitis zur zweiten Gruppe der Infectionskrankheiten gehöre, ob die Entzündung der Gehirn- und Rückenmarkshäute, welche den einzig constanten Befund bei den Sectionen bildet, und von welcher wir sämmtliche während des Lebens beobachtete Krankheitserscheinungen ableiten können, von einer Infection abhänge oder nicht, lässt sich nach unserer bisherigen Ausführung allein durch eine sorgfältige Berücksichtigung der ätiologischen Momente und namentlich der Art und Weise, in welcher sich die Krankheit verbreitet, entscheiden. Auch bei der asiatischen Cholera und bei der epidemischen Ruhr ergibt sich die Abhängigkeit dieser Krankheiten von einer Infection, nicht wie beim Typhus schon aus der Beobachtung der Symptome und des Verlaufes und aus den Sectionsresultaten in einem einzigen oder in einigen wenigen Krankheitsfällen, sondern allein aus der eigenthümlichen Verbreitung und dem gerade bei der Cholera und Ruhr geführten Nachweis einer Uebertragung der Krankheit durch das in den Dejectionen enthaltene oder sich in denselben entwickelnde Contagium.

Das cumulirte Auftreten einer Krankheit in einem grössern oder kleinern Districte, selbst das Befallenwerden mehrerer Glieder einer und derselben Familie, berechtigt für sich allein noch keineswegs zu dem Schlusse, dass die betreffende Krankheit auf einer Infection beruhe, obgleich allerdings gerade bei den Infectionskrankheiten eine derartige Verbreitung besonders häufig beobachtet wird. Es ist immerhin möglich, dass das epidemische Auftreten einer Krankheit von atmosphärischen und tellurischen Einflüssen, welche an den befallenen Plätzen sich ausschliesslich oder wenigstens mehr als an andern geltend machen, abhängt. Ich erinnere nur an eine Krankheit, bei welcher das epidemische Vorkommen und das Befallenwerden mehrerer Glieder einer und derselben Familie zu der Regel gehört und welche man dennoch gewöhnlich keineswegs zu den Infectionskrankheiten rechnet, sondern — ich lasse dahingestellt sein, mit welchem Rechte — von nicht näher bekannten atmosphärischen oder tellurischen Einflüssen ableitet; ich meine die Parotitis polymorpha. Eine gewisse Wahrscheinlichkeit für die Annahme, dass die epidemische Meningitis cerebrospinalis von atmosphärischen und tellurischen Einflüssen abhänge, liegt gewiss in dem Umstand, dass die Krankheit zuerst in diesem Herbste, Winter und Frühlinge, welche von dem Herbst, Winter und Frühlinge anderer Jahre in so grober Weise abweichen, in Deutschland aufgetreten ist. Ebenso lässt sich für die letztere Auffassung geltend machen, dass die Krankheit gleichzeitig an den verschiedensten, weit von einander entfernten Plätzen aufgetreten ist. Endlich ist der Umstand, dass die epidemische Meningitis fast ausschliesslich bei Personen zwischen dem 1. und 24. Lebensjahre vorkommt, dass das Befallenwerden älterer Individuen geradezu zu den Ausnahmen gehört (s. unten), gewiss in hohem Grade auffallend, und der Annahme, dass die Krankheit durch eine Infection bedingt sei, weniger günstig, als derjenigen, dass dieselbe von andern Einflüssen abhänge [1]).

Nichts desto weniger bin ich weit davon entfernt, die Möglichkeit oder selbst die Wahrscheinlichkeit in Abrede zu stellen, dass die epidemische Cerebrospinalmeningitis auf einer Infection des Organismus beruht und zu der Gruppe der Infectionskrankheiten gehört, als deren Prototype ich die epidemische Ruhr und die asiatische Cholera bezeichnet habe. Die Resultate meiner Nachforschungen über die Verbreitung der Krankheit in Carlsruhe und Rastatt sprechen weder für noch gegen die genannte Entstehungsweise.

---

1) Ich will beiläufig eine immerhin auffallende Thatsache erwähnen, verwahre mich aber dagegen, als ob ich auf dieselbe ein grosses Gewicht legte, und aus derselben einen Schluss auf die nähere Verwandtschaft der epidemischen Cerebrospinalmeningitis mit der Parotitis polymorpha ziehen möchte. Bei der wiederholten Berathung mit den Carlsruher Herrn Collegen über die Momente, welche sich für und gegen eine Infection als nächste Ursache der Cerebrospinalmeningitis anführen lassen, namentlich bei einer eingehenden Besprechung dieses Gegenstandes mit dem Herrn Gen.-Stabs-A. Dr. Mayer in Carlsruhe, wurde unter Anderm auch die auffallende Erscheinung, dass die Disposition für die Krankheit sich fast ausschliesslich bei Individuen zwischen dem 1. u. 24. Lebensjahr vorfinden, in Erwägung gezogen. Die einzige Krankheit, bei welcher wir uns an ein frappant ähnliches Verhalten in Betreff der fast ausschliesslichen Disposition jener Altersklassen für die Erkrankung erinnerten, war die Parotitis polymorpha, welche, wie bereits erwähnt worden ist, keineswegs zu den Infectionskrankheiten gerechnet wird. Als ich am andern Tage den Inhalt unseres Gespräches auf dem österreichischen Lazareth in Rastatt mittheilte, wurde mir eröffnet, dass in den Monaten Dezember 1864 bis März 1865 bei der österreichischen Garnison 28 Fälle von Mumps beobachtet worden seien, und dass die Krankheit in vier Fällen sogenannte Metastasen auf die Hoden gemacht habe. Weitere Metastasen auf das Gehirn, welche ich selbst übrigens niemals beobachtet habe, waren nicht vorgekommen. Ich theilte diese mir frappante Notiz am Abend desselben Tages den Collegen in Carlsruhe mit und erfuhr von ihnen, dass in den letzten Monaten auch in Carlsruhe zahlreiche Fälle von Mumps vorgekommen seien. Herr Medicinalrath Dr. A. Volz hatte sogar unter den Mitgliedern einer Familie und deren Hausgenossen 10 Fälle von Mumps und — einen Fall von Meningitis — beobachtet.

Nur die eine Thatsache, auf welche Herr Regimentsarzt Dr.
Picot in Carlsruhe mich aufmerksam gemacht hat, dass
nämlich die ersten Fälle in Rastatt bei Rekruten aus
Ostpreussen, wo jetzt die Krankheit in ziemlicher Verbreitung herrschen soll, aufgetreten sei, verdient einer besondern
Erwähnung. Wäre die Krankheit nicht gleichzeitig mit dem
Beginn der Rastatter Epidemie auch an verschiedenen anderen Plätzen des südlichen Deutschlands, namentlich in
Oberfranken aufgetreten, so würde ich auf diese Thatsache
ein sehr grosses Gewicht legen, denn sie würde, zumal, wenn
sich ähnliche Beobachtungen auch an andern Plätzen wiederholen sollten, die Angaben französischer Forscher über die
häufig beobachtete Verschleppung der Krankheit durch transferirte Regimenter bestätigen und die Abhängigkeit der Krankheit von einer Infection ausser Zweifel stellen.

Wenn ich den Angaben französischer Beobachter über
die Verschleppung der Krankheit durch transferirte Truppen-
körper, so lange dieselben nicht durch ähnliche Beobachtungen bei uns bestätigt sind, keine volle Bedeutung bei-
messe, so beruht diess darauf, dass es mir zweifelhaft ist,
ob die Krankheit, auf welche sich jene Beobachtungen beziehen, mit der jetzt in Deutschland aufgetretenen Cerebrospinalmeningitis identisch ist. Ich glaube, dass die unter
den französischen Beobachtern allgemein verbreitete Ansicht,
dass es sich bei den in Frankreich beobachteten Epidemieen
um eine besondere Typhusform gehandelt habe, mich zu diesem Zweifel berechtigt. Eine Auffassung der bei uns beobachteten Fälle, als Erkrankungen an einer besondern Typhusform, ist völlig undenkbar.

Die ätiologischen Momente, welche ausser der am Sitz
der Epidemie herrschenden Schädlichkeit, sei es, dass diese
ein Miasma oder Contagium, sei es, dass sie eine andere von
unbekannten atmosphärischen oder tellurischen Einflüssen ab-
hängige Potenz ist, bei dem Ausbruch der Krankheit eine

Rolle spielen, namentlich die Disposition der verschiedenen Geschlechter, der verschiedenen Altersklassen, der verschiedenen Constitutionen, der Einfluss der Wohnungen, der Uebervölkerung etc., sind nicht der Gegenstand meiner Nachforschungen gewesen. Doch besitze ich über die in dieser Richtung in der Rastatter Epidemie gemachten Erfahrungen durch die Güte des Herrn Bezirksarztes Dr. Haug werthvolle Notizen, welche ich mit dessen ausdrücklicher Bewilligung in dem Folgenden mittheilen will.

Die Stadt Rastatt hat mit Einschluss der badischen Garnison von 1300 Mann 7482 Einwohner, ferner eine österreichische Besatzung von über 3000, und eine preussische von über 2000 Mann. Die Lage der Stadt ist in einer ziemlich flachen Sandgegend an den Hochufern des alten Rheinbettes; die Stadt ist in nördlicher, südlicher und westlicher Richtung auf eine Entfernung von einer halben Stunde mit Waldungen, Laub- und Nadelholz umgeben, und nur gegen Osten, dem Ausgange des Murgthals, eine Stunde von der Stadt entfernt, ziemlich frei gelegen. Die eigentliche Stadt liegt auf dem rechten oder nördlichen Murgufer, und hat auf dem rechten Ufer an ihrem nordwestlichen Ende noch eine Vorstadt, Georgenvorstadt, auf dem linken Ufer hat sie 3 Vorstädte, in nordöstlicher Richtung die Ludwigsvorstadt, in südlicher Richtung die Augustenvorstadt und in nordwestlicher Richtung etwa eine starke Viertelstunde unterhalb der Stadt, aber gleichfalls hart am linken Murgufer, die Rheinau. Diese Vorstädte bestehen aus ebenerdigen, meist niedern Häusern, und sind von Maurern, Taglöhnern und nur die Rheinau von kleinen Landwirthen bewohnt.

Die preussische Garnison, bei welcher bereits im November unter den Rekruten des 32. Inf.-Reg. einige plötzliche Todesfälle von räthselhafter Natur vorgekommen sind, ist in der Friedrichsfeste auf dem linken Murgufer casernirt. Die österreichische Garnison liegt in den Festungswerken des linken Murgufers. Die badischen Truppentheile sind in zwei Casernen am linken Ufer und in zwei Casernen am rechten Ufer im höchst gelegenen Stadttheile vertheilt.

Die Krankheit trat unter der Civilbevölkerung in der zweiten Hälfte des Dezembers 1864 in der südlich auf dem linken Ufer gelegenen Augustenvorstadt auf, und zog sich erst später auf das rechte Murgufer und auf den etwas tiefer, aber hart am Ufer gelegenen Stadttheil und in die westlich gelegene Georgenvorstadt [1]).

Zum Amtsbezirk Rastatt gehören ausser der Stadt noch 26 mehr oder weniger stark bevölkerte Dorfschaften. In elf dieser Dorfschaften ist die Epidemie mehr oder weniger heftig aufgetreten, nämlich in Bietigheim mit 1769 Einwohnern, in Oettigheim mit 1981 Einw., in Steinmauern mit 1636 Einw., in Plittersdorf mit 1162 Einw., in Wintersdorf mit 724 Einw., in Niederbühl mit 1012 Einw., in Kuppenheim mit 1834 Einw., in Gaggenau mit 1270 Einw., in Rothenfels mit 1602 Einw., in Bischweier mit 565 Einw., in Rauenthal mit 374 Einw. [2]).

Die Gesammtzahl der Erkrankungen von Mitte Dezember bis zum 2. April beträgt unter der Civilbevölkerung von Rastatt und den genannten Dorfschaften 126 auf eine Zahl von 19929 Einwohnern. Im Dezember erkrankten 4, im Janr. 16, im Febr. 33, im März 73 Personen.

Von diesen 126 Fällen kommen auf Rastatt 72, auf Bietigheim 4, auf Oettigheim 12, auf Steinmauern 4, auf Plittersdorf 4, auf Wintersdorf 2, auf Niederbühl 3, auf Kuppenheim 14, auf Gaggenau 6, auf Rothenfels 1, auf Bischweier 2, auf Rauenthal 2.

---

1) Herr Medicinalrath Volz hat darauf aufmerksam gemacht, dass von der Krankheit vorzugsweise diejenigen Stadttheile heimgesucht worden sind, welche im Jahre 1854 die Stätte der Cholera gewesen seien. Volz, Aerztliche Mittheilungen aus Baden XIX. Jahrg. Nro. 6. Seite 45.

2) Sämmtliche von der Epidemie heimgesuchten Ortschaften mit Ausnahme von Gaggenau liegen in der Rheinebene. Volz l. c. Seite 47.

Von den Erkrankten kommen auf das männliche Geschlecht 66, also 52,3%, auf das weibliche 60, also 47,7%.

Auf die verschiedenen Altersklassen vertheilen sich die Erkrankungsfälle in folgender Weise:

Von den Erkrankten standen im 1sten bis 5ten Lebensjahre 54 Individuen, also 42,8%; im 6ten bis 14ten Lebensjahre 18 Individuen, also 31,7%; im 15ten bis 25ten Lebensjahre 29 Individuen, also 21,5%; in einem höhern Lebensalter nur 5 Individuen, also 4%. Das älteste Individuum, welches in der Rastatter Epidemie von Mitte Dezember bis 2. April von der Krankheit ergriffen wurde, stand im 32ten Lebensjahre.

Im österreichischen Contingente sind seit Mitte Februar 8 Erkrankungen mit 3 Sterbefällen, im badischen Contingente 7 Erkrankungen mit 2 Sterbefällen vorgekommen.

In Betreff des Vorkommens der Krankheit bei Gliedern derselben Familie ergibt sich aus den von Herrn Dr. Haug geführten Listen, dass zehnmal 2 Geschwister, zweimal 3 Geschwister von der Krankheit ergriffen wurden.

Abgesehen von den Kindern, finden sich über die Beschäftigung der von der Krankheit befallenen Individuen der Civilbevölkerung in jenen Listen folgende Notizen. Unter den Erkrankten waren 4 Lyceisten, 3 Handwerker, 1 Landwirth, 3 Tagelöhnerinnen, 1 Dienstmagd, 3 Kellnerinnen, 1 Klosterfrau, die Frau eines Lieferanten, die Frau eines Wirths, 7 Töchter von Landwirthen, 3 Mezgerstöchter.

Pathologische Anatomie.

In dem vorliegenden Abschnitte benütze ich die Ergebnisse von 15 Sectionen, welche in Carlsruhe, Rastatt und Freiburg mit grosser Sorgfalt gemacht wurden und Individuen betrafen, die der epidemischen Cerebrospinalmeningitis in verschiedenen Krankheitsperioden erlegen sind. Zweien von diesen Sectionen habe ich selbst beigewohnt; von einer dritten sind mir die betreffenden Präparate nach Tübingen gesendet worden; von den übrigen besitze ich durch die grosse Gefälligkeit der dortigen Herren Collegen genaue Sectionsprotokolle. Den in der Arbeit mitgetheilten Krankengeschichten sind zum Theil die Sectionsberichte im Auszug, oder in extenso beigefügt, und ich beschränke mich an dieser Stelle auf eine allgemeine Darstellung der pathologischen Veränderungen, welche in den Leichen der an epidemischer Cerebrospinalmeningitis verstorbenen Individuen vorgefunden werden.

In frischen Fällen zeigen die Leichen keine Abmagerung. Die Todtenstarre ist ziemlich lange erhalten, an den abhängigen Körperstellen findet sich starke Leichenhypostase. Die Muskeln sind von nicht auffallender Färbung, wenn man bei der meist dunkeln Röthung derselben die kurze Dauer der Krankheit, in welcher nur wenig Blut consumirt worden ist, in Anschlag bringt. In zahlreichen Fällen finden sich im Gesicht und an andern Stellen vertrocknete Herpesbläschen, und in einzelnen Fällen über den Körper zerstreut kleinere oder grössere Petechien.

Das Schädeldach erscheint in Folge grossen Blutreichthums der Diploë bei durchfallendem Lichte von dunkler, bläulicher Färbung, und zwar findet sich dieselbe vorzugs- weise oder allein an den Stellen, welche den entzündeten Parthieen der Meningen entsprechen. Die Sinus enthalten reichliche Mengen flüssigen oder zu weichen schwarzen Klumpen geronnenen Blutes. Die Dura mater ist sehr blut- reich und, wenigstens in solchen Fällen, in welchen die Ven- trikel nur wenig Serum enthalten, mässig straff gespannt. In dem Falle, dessen Section ich in Rastatt beiwohnte, war sie zur Seite des Sinus longitudinalis von, mit gelblichem Eiter infiltrirten, Pacchionischen Granulationen durchbrochen. Die grössern Gefässe der Pia sind strotzend mit Blut gefüllt und oft erscheinen auch die feinsten Gefässe derselben inji- cirt. Im Arachnoidealsack selbst findet sich kein seröser oder eiteriger Erguss, wohl aber und in sehr verschiedener Verbreitung in den subarachnoidealen Räumen. Nur in einem von den mir bekannten Fällen waren dieselben an der Con- vexität der Hemisphären ganz frei von Exsudat; in der Mehrzahl der Fälle zeigte der Process an diesen Stellen so- gar die grösste Intensität und Extensität. Selbst dann aber war die Exsudation nicht gleichmässig über die ganze Ober- fläche des Gehirns verbreitet, sondern bald auf der vordern, bald auf der hintern Hälfte, bald auf der einen bald auf der andern Seite stärker entwickelt, als an andern Stellen. Am massenhaftesten zeigte sich das Exsudat zu den Seiten der grossen Gefässe, wo es wahrscheinlich in den von Hiss be- schriebenen Lymphräumen enthalten ist; aber es ist keines- wegs auf diese Stellen beschränkt, sondern bildet hie und da in den Sulcis unregelmässig gestaltete Plaques, welche zum Theil bis nahe zu den gewölbtesten Stellen der Gyri hinauf- reichen. Zieht man die Pia von dem Gehirn vorsichtig ab, so bleibt nirgends Gehirnsubstanz an derselben haften. In keinem Falle scheint die Basis des grossen Gehirns und die Oberfläche des kleinen Gehirns von dem Process verschont zu bleiben; aber auch die Betheiligung dieser Parthieen ist eine sehr verschiedene. In einzelnen Fällen ist das Exsudat gerade hier sehr massenhaft, die an der Basis austretenden Gehirnnerven sind in dieselbe eingebettet und wie eingepfercht; in andern Fällen dagegen findet sich nur an einzelnen Stellen, namentlich in der Umgebung des Chiasma, an der Brücke, an dem verlängerten Mark und an mehr oder weniger umfangreichen Abschnitten der obern und untern Fläche des kleinen Gehirns Exsudat. An den zuletzt genannten Plätzen ist zuweilen das Exsudat weniger gelb gefärbt und von etwas derberer Consistenz. Die von H. Prof. Luschka vorgenommene mikroscopische Untersuchung des Exsudates bei dem uns von Rastatt übersandten Präparate ergab, dass dasselbe theils aus einer feinen Punktmasse, theils aus freien Kernen, theils aus dünnwandigen granulirten Zellen mit einem und mehreren Kernen bestand. Prof. Luschka konnte sich überzeugen, dass die zelligen Elemente des Exsudates durch Wucherung der Epithelialzellen entstanden waren, welche nach seiner Entdeckung dem Visceralblatte der Arachnoidea und der Aussenfläche der Pia mater aufliegen [1]).

Die Gehirnsubstanz selbst ist blutreich, mehr oder weniger durchfeuchtet und gelockert, ohne aber an irgend einer Stelle ein macerirtes Aussehen darzubieten, oder zu einem weissen, gelblichen oder röthlichen Brei zerflossen zu sein. Die graue Substanz hat eine etwas dunklere, leicht röthliche Färbung und sticht scharf gegen die weisse Marksubstanz ab. — In den Ventrikeln findet sich in der Regel nur eine sehr geringe Menge einer klaren oder wenig gefärbten Flüssigkeit; doch gibt es auch Fälle, in welchen sich der Process durch den Hiatus Magendii von der Gehirnoberfläche in den vierten Ventrikel und von hier in den dritten und in die Seitenventrikel, oder durch die Fissura transversa cerebri zuerst auf die Seitenventrikel ausgebreitet hat. In solchen

---

1) Vergleiche die classische Arbeit von Luschka, die Adergeflechte des menschlichen Gehirns, Berlin bei Reimer 1855 S. 59.

Fällen findet sich eine grössere Menge trüber eiteriger Flüssigkeit in den Gehirnhöhlen, und es liegt den Wänden derselben
ein mehr oder weniger dicker, eiteriger Beschlag auf; aber
selbst bei diesem Befunde zeigt sich die Gehirnsubstanz in
der nächsten Umgebung keineswegs in einem Zustand von
hydrocephalischer Erweichung, sondern von ähnlicher Beschaffenheit, wie die Rindensubstanz unter den entzündeten
Meningen. Zuweilen endlich findet man nur in der eitrigen
Infiltration der Plexus chorioidei Andeutungen von dem Ueber-
greifen des Processes von der Oberfläche des Gehirns auf
die Ventrikel.

Die eiterige Meningitis ist mit wenigen Ausnahmen nicht
auf die Pia mater des Gehirns beschränkt, sondern auch auf
die Pia mater des Rückenmarks verbreitet. Auf der Dura
mater des Rückenmarks zeigt sich nach Eröffnung des Rückenmarkkanals eine Injection der Gefässe von verschiedenem
Grade und verschiedener Ausbreitung. Vor Allem findet man
die grossen venösen Gefässe auf der Oberfläche strotzend
mit Blut gefüllt. Bleibt die Dura mater bei Eröffnung des
Rückenmarkkanals verschont, so fühlt man bei der Berührung
ein Schwappen, und beim Einstechen oder bei der zufälligen
Verletzung derselben fliesst eine reichliche Menge trüber
eiteriger Flüssigkeit ab. Ist dieses geschehen, oder verschiebt
man die Flüssigkeit ehe sie abgeflossen ist, durch mässigen
Druck der Fingerspitzen, so fühlt man noch vor der Eröffnung der Dura mater an verschiedenen Stellen des Rückenmarks längliche Buckel. Nachdem man die Dura mater
gespalten hat, kann man sich bei sorgfältiger Präparation
überzeugen, dass die äussere Oberfläche der Arachnoidea
visceralis und parietalis keine pathologischen Veränderungen
darbietet, und es ist im höchsten Grade wahrscheinlich, dass
auch die eiterige Flüssigkeit, welche bei der Eröffnung der
Dura mater abfliesst, nicht im Arachnoidealsacke, sondern
in dem gleichzeitig geöffneten subarachnoidealen Raume ent-

halten ist. Dieses flüssige Exsudat ist aber nicht das einzige Product der Meningitis spinalis. Neben demselben findet sich vielmehr ein sulzig-eiteriges Exsudat, welches das Gewebe der Pia selbst infiltrirt. Nur selten ist indessen diese Infiltration der Pia mater mit einem geronnenen eiterigen Producte gleichmässig über die ganze Ausdehnung dieser Haut verbreitet und das ganze Rückenmark von demselben überzogen oder auch nur seine ganze vordere oder hintere Fläche wie von einem breiten Bande bedeckt. Fast immer findet man die Infiltration besonders massenhaft an einzelnen unregelmässig geformten in der Mitte breiteren, an den Enden schmaleren Herden, doch stehen diese Herde durch schmalere, die grösseren Gefässe begleitende, Streifen mit einander in Verbindung, und auch da, wo die Pia mater nicht diese eiterigsulzige Infiltration zeigt, erscheint ihr Gewebe etwas verdickt und getrübt. Die eiterige Infiltration ist nicht auf die Pia des eigentlichen Rückenmarks beschränkt, sondern auch auf die der Cauda equina und der Nervenwurzeln, freilich in verschiedenem Grade und verschiedener Verbreitung ausgedehnt. Auffallender Weise zeigt der Process in der Regel eine grössere Intensität an den untern, als an obern Parthieen des Rückenmarks. Die Substanz des Rückenmarks selbst erscheint etwas mehr durchfeuchtet und gelockert, aber nirgends breiig zerflossen. Die Grenze zwischen grauer und weisser Substanz ist zuweilen undeutlich und etwas verwischt.

Die Lungen zeigen, bis auf grossen Blutreichthum und mehr oder weniger hochgradiges Oedem, an den abhängigen Parthieen keine characteristische Veränderung. Die Bronchien sind mit grössern Mengen schaumigen Serums, durch welches das Entweichen der Luft aus den Alveolen und das Collabiren der Lungen nur unvollständig zu Stande kommt, angefüllt.

Im Herzen und in den grossen Gefässen finden sich grosse Mengen theils dünnflüssigen, theils zu schwärzlichen schlaffen Klumpen geronnenen Blutes. Das Herzfleisch und die Klappen lassen keine pathologischen Veränderungen erkennen.

Die Milz ist nicht vergrössert, ihre Consistenz die normale.

Leber und Nieren zeigen keine pathologische Veränderung.

Der Magen ist bald leer, bald mit Speiseresten mehr oder weniger angefüllt; im erstern Falle ist die Schleimhaut blass und fest, im letztern mehr oder weniger macerirt und blutreich.

Im untern Theile des Dünndarms findet sich in der Regel dünnflüssiger Inhalt und ziemlich hochgradige Hyperämie mit stellenweiser Ekchymosirung der Schleimhaut. Auch sind die solitären Drüsen, sowie die Peyer'schen Plaques zuweilen mässig geschwellt.

Die Harnblase ist in den meisten Fällen beträchtlich ausgedehnt, ohne sonstige pathologische Veränderungen.

Das Gesammtresultat der Leichenöffnungen frischer Fälle lässt sich in wenige Worte zusammenfassen:

1. Man findet: constant eine Meningitis cerebralis mit eitriger Exsudation in die subarachnoidealen Räume. Während die sporadische Meningitis mit eitrigem Exsudat auf die Convexität, die tuberculöse Meningitis auf die Basis mehr oder weniger beschränkt zu sein pflegt, wird bei der epidemischen Cerebrospinalmeningitis in der Regel eine grössere Ausbreitung des Entzündungsprocesses, eine gleichzeitige Betheiligung der Convexität und der an der Basis gelegenen Theile beobachtet.

2. Während im Gegensatz zu der tuberculosen Basilarmeningitis bei der epidemischen Cerebrospinalmeningitis fast nie ein massenhaftes seröses Transsudat in den Ventrikeln gefunden wird, findet man bei der epidemischen Form zuweilen, aber keineswegs häufig, den Entzündungsprocess und die eitrige Exsudation auf das Ependym

der Ventrikel und die Plexus chorioidei verbreitet.

3. In der grossen Mehrzahl der Fälle ist mit der Meningitis cerebralis eine Meningitis spinalis verbunden.
Das Product derselben ist theils als ein eitriges Flui-
dum in dem subarachnoidealen Raum enthalten,
theils infiltrirt es als ein sulziges eitriges Exsudat das Gewebe der Pia mater.

4. In der Regel findet sich im untern Theile des
Ileum Hyperämie und stellenweise Ekchymosirung der Schleimhaut, sowie eine mässige Schwellung der Follikel, also die Zeichen eines ziemlich intensiven Katarrhs. Dieser Befund kann eine Complication darstellen, hängt aber vielleicht von der während des Lebens
eingeschlagenen Behandlung, von der Darreichung starker
Laxanzen, namentlich grosser Dosen Calomel ab.

5. Auf der äussern Haut findet man sehr häufig einge-
trocknete Herpesbläschen und zuweilen zerstreute
Petechien.

6. Die übrigen Organe bieten abgesehen von zufälligen Complicationen, keine besondern Veränderungen dar.

7. Das Blut enthält nur lockere, dunkelgefärbte Coagula, keine entfärbten Fibringerinnsel.

Ueber den pathologisch anatomischen Befund in protra-
hirten Fällen kann ich leider nur auf Grund einer einzigen
Section, der ich selbst in Rastatt beigewohnt habe, berichten.
Die Leiche des 9 Monate alten Kindes war trotz der langen
Krankheitsdauer von 49 Tagen nur wenig abgemagert, die
Todtenstarre (36 h. p. m.) an den obern Extremitäten ge-
löst, an den untern noch erhalten. An den Bauchdecken
starke Fäulnisserscheinungen. Am Rücken bedeutende Lei-
chenhypostase. Die grosse Fontanelle noch sehr weit offen.
Die Schädelknochen der vordern Kopfhälfte von auffallend

dunkler bläulicher Färbung. Schon bei der Entfernung der Schädelknochen riss das Gehirn ein, und es ergossen sich etwa 1¹/₂ Unzen nur schwach getrübter Flüssigkeit aus den eröffneten Ventrikeln. In den subarachnoidealen Räumen an der Convexität des Gehirns fand sich, aber nur an der vordern Hälfte, entsprechend der bläulichen Färbung der Schädelknochen, ein eitriges Exsudat, etwas consistenter als in frischen Fällen und an einzelnen circumscripten Stellen in exquisiter Weise in käsiger Metamorphose begriffen. Von der Convexität verbreitete sich das Exsudat, eine gleiche Beschaffenheit zeigend, auf die Basis des grossen Gehirns, auf das kleine Gehirn, auf die Brücke und die Medulla oblongata. Die Gehirnsubstanz selbst war sehr bleich, blutleer und von schmieriger Consistenz. Besonders auffallend war die bleiche Beschaffenheit der Corticalsubstanz. Die Ventrikel waren sehr beträchtlich erweitert, ihre Wände nirgend im Zustande der Maceration und der hydrocephalischen Erweichung, wenn auch von derselben verminderten Consistenz, wie die übrige Gehirnsubstanz.

Die Rückenmarkshöhle konnte leider nicht geöffnet werden.

Die Organe der Brust und des Unterleibes liessen nichts besonders Krankhaftes erkennen, namentlich die Milz war von normaler Grösse und derber Beschaffenheit.

Wenn man das nicht selten vorkommende Fortbestehen der Lähmungserscheinungen, die Nackencontractur und andere Symptome ins Auge fasst, so liegt es nahe anzunehmen, dass auch in diesen Fällen das Exsudat nicht resorbirt und zum Theil vielleicht käsig eingedickt ist. Ob sich hierzu häufiger, wie in dem von mir secirten Falle, durch die anhaltende Störung der Circulation, den gehemmten Abfluss des Blutes aus den Ventrikeln, oder durch die Atrophie des Gehirns ein Hydrocephalus gesellt, müssen weitere Beobachtungen lehren.

Symptome und Verlauf.

Bevor ich es versuche, die am häufigsten vorkommenden Krankheitsbilder kurz und übersichtlich zu entwerfen, scheint es mir angemessen, die wichtigsten Symptome der Krankheit nach einander aufzuführen und so weit als möglich zu analysiren:

1. **Heftiger Kopfschmerz** gehört zu den constantesten Symptomen der Cerebrospinalmeningitis. Er fehlte in der Carlsruher und Rastatter Epidemie auch in denjenigen Fällen nicht, in welchen die Krankheit einen sehr rapiden Verlauf nahm und nach wenigen Stunden mit dem Tode endete. Solche Fälle, in welchen die Kranken, ohne über Kopfschmerz und andere Symptome geklagt zu haben, plötzlich zu Boden stürzten und nach kurzer Zeit den Geist aufgaben (Méningite foudroyante), sind in Carlsruhe und Rastatt, so viel ich weiss, nicht beobachtet worden. In einem der am schnellsten verlaufenden Fälle, welcher von Herrn Med.-Rath Volz in Rastatt ausführlich mitgetheilt worden ist [1]), bildete ein heftiges Kopfweh, welches sich bei einem noch am vorigen Tage ganz gesunden Menschen in den ersten Morgenstunden einstellte und sich im Laufe des Vormittags zu einer bedeutenden Höhe steigerte, bis kurz vor dem Tode fast das einzige Krankheitssymptom. Der Kranke machte noch um 9 Uhr Morgens keineswegs den Eindruck eines schwer Kranken, er

---

1) Aerztliche Mittheilungen aus Baden Nro. 6. 1865. XIX. Jgg.

hatte keinen Frostanfall gehabt, zeigte keine Contracturen der Nackenmuskeln und klagte neben dem Kopfschmerz nur über etwas Uebelkeit und Brechreiz. Als man ihn um 12 Uhr aus seinem Quartier in das Lazareth abholen wollte, zog er sich an, machte einige Schritte im Zimmer, taumelte, fing, nachdem man ihn zu Bett gebracht hatte, sofort zu röcheln an, wurde cyanotisch und starb um 12½ Uhr. Bei der Section fand sich auch in diesem Falle, obgleich die Krankheitserscheinungen bloss sechs bis acht Stunden angehalten hatten, keineswegs nur Hyperämie oder Oedem des Gehirnes und seiner Häute (ein Befund, wie er aus anderen Epidemieen bei rapid verlaufenen Fällen berichtet wird), sondern an der Convexität der Hemisphären ein reichliches eitriges Exsudat der Meningen [1]).

Auch in solchen Fällen, in welchen das Krankheitsbild complicirter und der Verlauf der Krankheit länger ist, klagen die Kranken, so lange das Bewusstsein ungetrübt ist, theils spontan, theils wenigstens auf Befragen, über Schmerzen im Kopfe. Vielleicht, dass auch die grosse Unruhe und das beständige Sichherumwerfen, das Stöhnen und Jammern der Kranken zu der Zeit, in welcher ihr Bewusstsein bereits getrübt ist, zum Theil durch den sehr lästigen Kopfschmerz veranlasst wird. Geht die Krankheit in Genesung über, so scheint der Kopfschmerz schnell und vollständig zu verschwinden; wenigstens klagte keiner der Reconvalescenten, die ich zu sprechen Gelegenheit hatte, über das Zurückbleiben schmerzhafter Empfindungen im Kopfe.

Ich muss schliesslich erwähnen, dass sowohl von den Carlsruher, als von den Rastatter Aerzten während der Epi-

---

1) Ueber einige bei der preussischen Garnison in Rastatt im Nov. vorigen Jahres plötzlich eingetretene Todesfälle, in welchen die Section in Betreff der Meningen des Gehirns und Rückenmarks negative Resultate ergeben haben soll, fehlen mir genauere Notizen. Soviel ich gehört habe, sind dieselben von den betheiligten Aerzten nicht mit der Epidemie in Verbindung gebracht worden.

demie neben Fällen von ausgesprochener Meningitis eine grosse Zahl von Fällen beobachtet wurde, bei welchen Individuen ohne nachweisbare Veranlassung und ohne sonstige Krankheitserscheinungen allein über heftige Kopfschmerzen klagten. Bei einer zweckmässigen Behandlung, die in der Anwendung von örtlichen Blutentziehungen und der Application von Eis auf den Kopf bestand, endeten diese Fälle, welche zum Theil ernste Befürchtungen erweckt hatten, und welche in frappanter Weise an die einfachen Choleradurchfälle zur Zeit von Choleraepidemieen erinnern, gewöhnlich schnell in Genesung.

Ueber die Entstehung des Kopfschmerzes bei Gehirnkrankheiten sind wir keineswegs im Klaren; wir wissen nicht einmal, ob er durch eine krankhafte Erregung der in der Dura mater verzweigten Trigeminusfasern, oder derjenigen Nervenelemente des Gehirns, welche die Centralherde der Empfindung bilden, hervorgerufen wird; aber die Erfahrung lehrt, dass unter den verschiedenen Encephalopathieen die Erkrankungen und namentlich die Entzündungen der Meningen diejenigen sind, bei welchen der Kopfschmerz die grösste Intensität erreicht, — jedenfalls wird der bei der epidemischen Cerebrospinalmeningitis vorkommende heftige Kopfschmerz in ganz derselben Weise auch bei der sporadischen Form beobachtet.

2. Nacken- und Rückenschmerzen treten in der Regel schon sehr frühzeitig zugleich mit den Kopfschmerzen auf, erreichen aber nur in einzelnen Fällen die Heftigkeit der Kopfschmerzen. Manche Kranke berichten erst wenn man sie fragt, dass sie auch Schmerzen im Nacken und Rücken empfinden, andere dagegen klagen selbständig über die Ausbreitung des Kopfschmerzes längs der Wirbelsäule und bezeichnen die Nacken- und Rückenschmerzen als sehr heftig und lästig. — Ein Druck auf die Spinalfortsätze der Wirbel vermehrt die Schmerzen gewöhnlich, aber nicht immer.

Der nachfolgende Fall, dessen Mittheilung ich der Güte

des k. k. Oberarztes Herrn Dr. Riedel verdanke, ist ein Beleg dafür, dass der Nacken- und Rückenschmerz und die Empfindlichkeit der Wirbelsäule gegen Druck keine constanten Symptome sind, und es ist interessant, dass mit dem Fehlen dieser Schmerzen auch das Fehlen der tetanischen Contractionen der Nacken- und Rückenmuskeln coincidirte. Der Rückenmarkskanal scheint bei der Section leider nicht geöffnet worden zu sein.

I. Joseph Ginzl, 27 Jahre alt, erfreute sich bis zum 12. März d. J. der besten Gesundheit. Am 12. Abends beging er einen Excess im Essen und Trinken (er genoss grosse Quantitäten fetten Schweinefleisches, Kraut und Bier), worauf er während der Nacht mehrmals erbrechen musste.

Am andern Morgen (13. März) in das hiesige Militärspital überbracht zeigte sich Folgendes:

Gesicht blass, Pupillen gleich weit, normal reagirend, Zunge an den Seitenrändern mit einem starken bräunlichen Belege, trocken. Nackenmuskeln nicht contrahirt.

Die Auscultation und Percussion der Brust und des Unterleibes ergab überall normale Verhältnisse. Hals-, Brust- und Lendenwirbelsäule werden spontan auch bei Druck empfindlich oder schmerzhaft. Unterleib besonders im Epigastrium aufgetrieben, nicht empfindlich. Der Kranke ist vollkommen bei Bewusstsein und klagt bloss über leichten Stirnschmerz, zeitweises Aufstossen und Brechneigung.

Nachmittags ganz dieselben Erscheinungen, nur ist der Patient unruhig, wirft sich bald auf die eine, bald auf die andere Körperseite, beschwert sich über vermehrten Kopfschmerz und bedauert lebhaft, den oben angeführten Excess begangen zu haben. Am andern Morgen fand man ihn todt im Bette.

Sektionsbefund.

Körper mittelgross, kräftig gebaut. Die Haut an der Rückenfläche des Stammes und den Extremitäten, an der Brust und an der Beugeseite beider Oberschenkel mit ausgebreiteten Todtenflecken versehen, am Abdomen blaugrün gefärbt.

Extremitäten in den Gelenken vollkommen beweglich.

Die harte Hirnhaut stark mit Blut überfüllt; im Sinus longitudinalis theils flüssiges, theils geronnenes Blut.

Die weichen Hirnhäute erscheinen leicht getrübt, von der unterliegenden Hirnrinde leicht abziehbar, ihre Gefässe stark injicirt.

An den seitlichen Parthieen beider Grosshirnhemisphären (u. z. längs der grossen Venenstämme), an der Hirnbasis u. z. in den beiden Sylvischen Gruben, ferner nach rückwärts von dem Chiasma nerv. opticor., an der Varolsbrücke, dem verlängerten Marke, sowie an der unteren Fläche des Kleinhirns findet sich zwischen Arachnoidea und Pia mater eine grünlichgelbe eiterähnliche Masse abgelagert.

Hirnrinde blassgrau, leicht zerreiblich. Hirnmark rein weiss, mit wenigen Blutpunkten auf dem Durchschnitt. In den Hirnventrikeln einige Tropfen klaren Serums. Hirnsubstanz, besonders die des Kleinhirns, sehr leicht zerreisslich. Lungen frei, sehr blutreich.

Herz in allen Dimensionen vergrössert, die Klappen normal, in den Ventrikeln starke Blutcoagula.

Leber gross, ihre grossen Venenstämme mit dunkelm flüssigem Blute gefüllt.

Milz im Längendurchmesser $3^{1}/_{2}$", im Breitendurchmesser $2^{3}/_{4}$" betragend, ist dunkelbraunroth, sehr mürbe.

Magen von Gas stark aufgetrieben, enthält eine geringe Menge bräunlicher geruchloser Flüssigkeit. Schleimhaut blassgrau, mit dünnem Schleime bedeckt.

Im Dünndarm braungelbe dünne Fäkalmassen; Schleimhaut blassgrau, ihre Follikel nicht geschwellt.

Im Dickdarm harte Fäkalmassen; die Schleimhaut von gleicher Beschaffenheit.

Nieren sehr blutreich. Harnblase gefüllt, enthält dunkelgelben Harn.

Während bei den meisten Kranken der selbständige Versuch die Wirbelsäule zu bewegen oder eine passive Bewegung

derselben durch eine fremde Hand die Nacken- und Rückenschmerzen bedeutend steigert, fand ich wenigstens bei einem
Kranken, der keineswegs völlig bewusstlos war, dass eine
gewaltsame Beugung der Wirbelsäule keine Schmerzensäusse-
rung und kein schmerzhaftes Verziehen des Gesichtes zur
Folge hatte. Bei andern dagegen konnte ich beobachten,
dass sie selbst jede schwache Bewegung des Halses beim
Umherblicken im Zimmer sorgfältig vermieden, und dass jeder
Versuch, die Wirbelsäule durch fremde Hand auch nur um ein
weniges zu beugen, heftige Schmerzensäusserungen hervorrief.
— Wenn sich die Krankheit — wahrscheinlich weil das Exsudat nicht resorbirt wird — sehr in die Länge zieht, kann
dieser Rückenschmerz und die Vermehrung desselben durch
Bewegungen der Wirbelsäule wochenlang fortbestehen. Einen
derartigen, auch in andrer Beziehung höchst interessanten Fall,
hatte ich durch die Güte des Herrn Reg.-Arztes Dr. Panther
auf dem Badischen Lazareth zu Rastatt zu sehen Gelegenheit.
Dieser Kranke war am 27. Januar unter den gewöhnlichen
Erscheinungen: heftigem Kopf- und Nackenschmerz, tetanischen Contracturen der Nacken- und Rückenmuskeln, starkem
Trismus, (so dass das Einnehmen von Arzneien unmöglich
war), grosser Unruhe, die später einem Stupor und einer
völligen Bewusstlosigkeit Platz machte, erkrankt. Unter der
Anwendung örtlicher Blutentziehungen, warmer Bäder mit
kalten Uebergiessungen, subcutanen Injectionen einer Morphiumlösung war das Bewusstsein allmählich wiedergekehrt,
aber keine Reconvalescenz eingetreten. Als ich den Kranken
etwa 2 Monate nach seiner Erkrankung sah, lag er in hohem
Grade abgemagert, sehr apathisch im Bett; seine psychischen
Functionen waren deutlich abgeschwächt, er war auf beiden
Ohren völlig taub, so dass ihm alle Fragen aufgeschrieben
werden mussten; die linke Pupille war etwas weiter als die
rechte, der linke Mundwinkel hing etwas herab, sämmtliche
Extremitäten waren paretisch, die linke obere Extremität

etwas weniger als die rechte, dagegen fielen beide obere
Extremitäten, wenn man sie aufhob, noch schlaffer herunter
als die untern; hob man die Vorderarme hoch, so verzog
der Kranke das Gesicht zu einer schmerzhaften Grimasse,
noch schmerzhafter wurde der Ausdruck des Gesichtes, wenn man es versuchte, den Kopf ein
wenig zu heben, wobei die noch immer starren Nacken-
und Rückenmuskeln grössern Widerstand leisteten. Der Leib
war tief eingesunken, der Stuhl und Urin gingen unwillkühr-
lich ab, ein Decubitus am Kreuzbein war in Heilung begriffen.

Die Erklärung der Nacken- und Rückenschmerzen bietet
keine Schwierigkeit dar, da durch die Entzündung der Meningen augenscheinlich auch die hintern Stränge und Wurzeln des Rückenmarks in eine krankhafte Erregung versetzt
werden.

3. Schmerzhafte Empfindungen in den Extremitäten gehören nicht zu den constanten und nicht
einmal zu den häufigsten Krankheitserscheinungen, aber immerhin klagen einige Kranke, dass der Schmerz von dem
Rücken in die Arme oder Beine ausstrahle. Im Carlsruher
Militärlazareth sah ich einen Kranken, bei welchem neben
andern interessanten Erscheinungen ein Ausstrahlen des Schmer-
zes in die obern Extremitäten bei jeder leichten Beugung des
Halses beobachtet wurde. Ein bei diesem Kranken am 30.
März, am sechsten Tage der Krankheit aufgenommener Status
praesens, den Herr Reg.-Arzt Dr. Hoffmann mir aufzu-
schreiben und mitzutheilen die Güte hatte, lautet folgendermaassen: Das Sensorium ist vollständig frei, der Kranke
gibt höchst verständige Antworten, scheint aber nicht zu
wissen, oder es sich ausreden zu wollen, dass er schwer
krank sei. Pulsfrequenz 120 Schläge in der Minute. Athemfrequenz 24 in der Minute, die Exspiration etwas stöhnend.
Körpertemperatur 39,8. Die Temperatur der Haut ungleich

vertheilt, die Extremitäten und die Wangen machen gegenüber dem Rumpf einen auffallend kühlen Eindruck. Pupillen nicht verengt, auf beiden Augen gleich. Auf dem rechten Ohr vernimmt der Kranke das Ticken einer Taschenuhr nur in der Entfernung von 1″, auf dem linken in einer Entfernung von 5″. Die physikalische Untersuchung der Lungen und des Herzens lässt nichts Abnormes erkennen. Die Bauchdecken sind weder aufgetrieben noch eingesunken, die Harnblase bis 4 Finger breit über die Symphyse ausgedehnt, der eingeführte Katheter entleert einige Schoppen klaren eiweissfreien Urins. Der Kranke vermag beide obern Extremitäten nicht von der Decke zu erheben, mit der rechten Hand kann er einen ganz schwachen Druck, mit der linken Hand gar keinen Druck ausüben. Viel besser, aber auch nur unvollständig, gelingt es ihm die Füsse zu heben und im Knie zu beugen. Er schüttelt, wenn man ihn dazu auffordert, ein wenig den Kopf, aber langsam und augenscheinlich mit grosser Vorsicht. Versucht man es, seinen Kopf mit der Hand etwas von dem Kissen zu entfernen, so verzieht sich sein Gesicht zu einer Schmerzgrimasse, und er gibt mit grosser Bestimmtheit an, dass durch jene Procedur heftige Schmerzen in beiden Armen hervorgerufen werden. Hebt man den ganzen Körper etwas in die Höhe, so klagt er über heftige Schmerzen im ganzen Rücken, „aber nur bis da, wo die Füsse anfangen.“

Die in die Extremitäten ausstrahlenden Schmerzen sind unverkennbar neuralgischer Natur, und durch die Erregung der hintern Rückenmarkswurzeln bedingt. Gerade die mitgetheilte Beobachtung, dass die Schmerzen in den obern Extremitäten bei Bewegungen der Halswirbelsäule, durch welche die Nervenwurzeln irritirt werden, auftraten, spricht für die Richtigkeit dieser Erklärung.

4. Hyperaesthesie und Anaesthesie der Haut. In den meisten Fällen ist in den ersten Tagen der Krankheit,

in andern während der ganzen Dauer derselben jede unsanfte Berührung der Haut für die Kranken sehr empfindlich. Ihre Unruhe, ihr Stöhnen und Jammern wird vermehrt, wenn man sie drückt, wenn man sie von einer Seite auf die andere legt, zuweilen schon, wenn man sie auscultirt und percutirt. Hat später die Unruhe einem Stupor Platz gemacht, so bemerkt man keine Reaction gegen Reizungen der Haut; doch hat man es in solchen Fällen augenscheinlich mit einer centralen, und nicht mit einer peripherischen Anästhesie zu thun. Aber auch peripherische Anästhesie, dadurch ausgezeichnet, dass die Kranken bei klarem Bewusstsein Reizungen der Haut, Nadelstiche etc. schwach oder gar nicht empfinden, scheint in einzelnen Fällen vorzukommen und muss dann von dem Erloschensein der Erregbarkeit der hintern Wurzeln in Folge des Entzündungsprocesses abgeleitet werden.

Unter den Erscheinungen von Seiten des Bewegungsapparates tritt bei den meisten Kranken, namentlich in den ersten Tagen, die grosse Unruhe, das beständige Sichumherwälzen mit am meisten in den Vordergrund; doch will ich von diesem Symptome, da ich es theils von den Schmerzen der Kranken, theils von den psychischen Störungen abhängig glaube, erst später reden. Als reine und unmittelbare Motilitätsstörung begegnen wir vorzugsweise Krämpfen, die in der Regel nur tetanisch sind, viel seltener den Character epileptiformer Convulsionen annehmen, und Lähmungen von verschiedener Verbreitung.

5. Tetanische Krämpfe in den Nacken- und Rückenmuskeln. Der zuweilen nur auf die Nackenmuskeln beschränkte, in der Regel aber mehr oder weniger über die Strecker der ganzen Wirbelsäule verbreitete tetanische Krampf fehlt nur in äusserst wenigen Fällen, von welchen ich einen bereits oben mitgetheilt habe. Gewöhnlich tritt diese höchst characteristische Erscheinung gleich mit dem Beginn der Krankheit auf. Anfangs ist der Kopf nur wenig nach

hinten gezogen, später kann er mit der Achse des Körpers
fast einen rechten Winkel bilden. Durch diese Stellung des
Kopfes und noch mehr durch das Hinzutreten eines Opisthotonus in dem Brust- und Lendentheile der Wirbelsäule ist
es für die Kranken unmöglich, auf dem Rücken zu liegen,
man findet sie desshalb meist auf der rechten oder linken
Seite liegend. Zuweilen verliert sich in letal verlaufenden
Fällen der Tetanus der Nacken- und Rückenmuskeln einige
Zeit vor dem Tode. Einen derartigen Fall sah ich in dem
Carlsruher Lazareth. Bei diesem Kranken war an die Stelle
der starren Contracturen eine Erschlaffung getreten, und gerade das abweichende Bild, welches der betreffende Kranke,
den man allein von allen Kranken bei oberflächlicher Betrachtung für einen Typhuskranken hätte halten können, darbot, zeigt deutlich, wie die tetanischen Erscheinungen zu
den am meisten characteristischen Symptomen der Krankheit
gehören. Weit häufiger hält der Tetanus in höherem oder
niedererm Grade bis zum Tode an, selbst wenn derselbe erst
nach Wochen erfolgt. Ausser dem bereits erwähnten Falle
aus dem badischen Lazareth in Rastatt, bei welchem eine
tetanische Spannung der Nackenmuskeln noch nach Ablauf
von zwei Monaten fortbestand, hätte ich durch die Güte des
Herrn Dr. Oster in Rastatt die Gelegenheit, der Section
eines Kindes beizuwohnen, bei welchem gleichfalls die tetanischen Krämpfe in den Nackenmuskeln bis zum 49. Krankheitstage angehalten hatten. Der Sectionsbefund ist oben
bereits mitgetheilt worden.

Erreicht der Tetanus einen hohen Grad, so wird durch
denselben die Respiration beeinträchtigt. Mit dem Tetanus
ist oft, aber nicht constant, Trismus verbunden. Dieser kann
selbst so hochgradig werden, dass es unmöglich ist, den
Kranken Arzneien beizubringen. (Siehe Seite 31).

Dass die tetanischen Erscheinungen auf einer Reizung
der Medulla oblongata und des Rückenmarks beruhen,

unterliegt wohl keinem Zweifel. Man kann bekanntlich bei Thieren durch Reizung des Rückenmarkes künstlichen Tetanus hervorrufen. Der Umstand, dass der Tetanus in den meisten Fällen so lange Zeit, und selbst bis zum Tode anhielt, scheint sich mir daraus zu erklären, dass das Rückenmark durch die Entzündung seiner Häute zwar in einen Reizungszustand versetzt wird, dass aber schwerere Structurveränderungen in den Nervenelementen des Rückenmarkes selbst nicht Platz greifen.

Wir dürfen wohl annehmen, dass nur in solchen Fällen, in welchen die tetanische Spannung einer Erschlaffung Platz macht, das Rückenmark selbst der Sitz eines hochgradigen Oedems oder einer schweren Structurveränderung geworden ist.

6. Epileptiforme Convulsionen kommen seltener vor, als man nach der grossen Verbreitung des Exsudates über die Convexität des Gehirnes erwarten sollte. Der nachfolgende, von Herrn Medizinalrath Volz in den ärztlichen Mittheilungen für Baden [1]) publicirte Fall ist ein Beleg dafür, dass auch bei Erwachsenen zuweilen allgemeine Convulsionen zu den ersten und zu den hervorstechendsten Krankheitserscheinungen gehören.

K. G., 22 Jahre alt, von kräftigem Körperbau, vorher noch nie krank, klagt am 7. März Nachmittags über Unwohlsein, thut aber bis Abends seinen Dienst, reitet, putzt seine Pferde etc. Um 8½ Uhr legt er sich zu Bett, „da es ihm unbehaglich sei.“ Um 10 Uhr weckt er seine Kameraden durch Jammern über heftigen Kopfschmerz, er erbricht einmal, bekömmt heftige allgemeine Konvulsionen. Die Nackenmuskeln sind stark contrahirt, Kopf nach hinten gezogen, leichter Trismus, Bulbi starr. Pupillen enge, Hauttemperatur nicht erhöht, Puls zwischen 65 und 75. Bewusstsein schwindet. Der Kranke wird sofort ins Hospi-

---

1) XIX. Jgg. 1865. Nro. 6. S. 49.

...

tal gebracht und eine Venäsection gemacht. Eis auf den Kopf. Tiefes Coma, schnarchendes Athmen stellt sich ein, und der Tod erfolgt unter leichten Konvulsionen der oberen Extremitäten um 12½ Uhr.

Sektion 14 Stunden nach dem Tode. Dura stark injicirt, Sinus mit dunklem flüssigem Blute erfüllt. Die Arterien der Pia bis in die feinsten Verzweigungen sichtbar, auf der Convexität der Hemisphären die Pia mit einem gallertigen trübgelblichen Exsudat infiltrirt, das sich besonders längs der grossen Gefässe in grösster Menge findet. Die Subarachnoidealräume mit demselben Exsudat erfüllt, an einigen Stellen deutliche Abplattung der Gyri, besonders am Mittellappen. Auf dem Chiasma und dem Pons eine dicke Lage von gallertigem Exsudat, das sich bis in die Fossa Sylvii fortsetzt. In den Ventrikeln wenig trübe seröse Flüssigkeit, leichtes Oedem des Gehirnes. Im Brusttheil des Wirbelkanals das Fett- und Zellgewebe mit Hämorrhagieen durchsetzt; Dura stark geröthet und gleichmässig verdickt, die Pia von gallertigem Exsudate getrübt, das sich besonders an der hintern Seite längs der Gefässe findet. Mark weich, ödematös. Leichtes Oedem der Lungen, Herz leer, in den grossen Gefässen flüssiges dunkles Blut. Im Magen wenige Speisereste; im Fundus ausgebreitete Hämorrhagieen der Schleimhaut, Ileum stark hyperämisch, punktförmige Hämorrhagieen besonders auf den Querfalten. Keine Schwellung der Darmdrüsen. Leber gross, blutreich, Milz nicht vergrössert, weich. Muskelfleisch blass, feucht.

Die Entstehungsweise epileptiformer Convulsionen, d. h. allgemeiner Convulsionen verbunden mit Verlust des Bewusstseins bei Erkrankungen des Gehirns ist zur Zeit nicht genügend erklärt. Durch die Versuche von Kussmaul und Tenner ist festgestellt, dass man den in Rede stehenden Symptomencomplex bei Thieren dadurch künstlich hervorrufen kann, dass man die Zufuhr von arteriellem Blute zum Gehirn abschneidet. Andrerseits lehrt die Casuistik, dass unter den Gehirnkrankheiten namentlich raumbeschränkende Tumoren in den grossen Hemisphären, und unter den acuten Encephalopathieen namentlich der acute Hydrocephalus am häufigsten mit epileptiformen Convulsionen verbunden sind. Ich will nicht behaupten, dass die genannten Gehirnkrankheiten dadurch, dass sie die Capillaren des Gehirns comprimiren und den Zufluss von arteriellem Blute zu den Gehirnhemisphären unmöglich machen, in ähnlicher Weise, wie die Unterbindung der Carotiden und der Vertebralarterien die genannten Convulsionen hervorrufen; aber ich will wenigstens bemerken, dass mir schon früher das häufige Fehlen epileptiformer Convulsionen bei solchen Fällen von Meningitis der Convexität wie der Basis, welche nicht mit einem raumbeschränkenden, die Gehirncapillaren comprimirenden Hydrocephalus complicirt waren, aufgefallen ist. Das bei der epidemischen Cerebrospinalmeningitis in den subarachnoidealen Räumen angehäufte, obgleich sehr ausgebreitete Exsudat beschränkt den Schädelraum nicht erheblich und führt nicht durch Compression zu capillärer Anämie des Gehirns und seiner Häute. Man findet im Gegentheil, trotz des vorhandenen Exsudates, in der Regel das Gehirn blutreich und selbst die feinsten Gefässe der Pia auffallend injicirt. Nur bei dem Kinde, dessen Section ich beiwohnte, nachdem es am 49. Tage der Krankheit erlegen war, waren Gehirnsubstanz und Meningen vollständig blutleer; aber in diesem Falle waren auch mehrere Unzen Flüssigkeit in den Ventrikeln vorhanden, und das Kind hatte in der letzten Zeit seines Lebens in der That an allgemeinen Convulsionen gelitten. Ich wiederhole, dass ich weit davon entfernt bin, zu glauben, durch diese Ausführung eine ausreichende Erklärung für das Auftreten oder das Ausbleiben der Convulsionen bei der Meningitis gegeben zu haben; aber ich glaube, dass bei dem heutigen Stand der Wissenschaft die angeführten Momente in Erwägung gezogen zu werden verdienen, damit die Resultate der schönen Versuche von Kussmaul und Tenner mehr und mehr eine praktische Bedeutung gewinnen.

7. Lähmungen. Es kommen augenscheinlich zahlreiche Fälle vor, in welchen bis zum Tode keinerlei Lähmungserscheinungen auftreten. Andererseits werden Lähmungen in der verschiedensten Ausbreitung und Beschränkung beobachtet: so Lähmungen über die oberen und unteren Extremitäten verbreitet, wie in dem früher mitgetheilten (Seite 31) Falle aus dem badischen Militärlazareth in Rastatt, ferner Lähmungen, welche in den obern Extremitäten ausgesprochener sind, als in den untern, wie in dem gleichfalls bereits erwähnten Falle aus dem badischen Militärlazareth in Carlsruhe; keineswegs selten mehr oder weniger ausgesprochene und mehr oder weniger reine Hemiplegieen. Eine deutliche Hemiplegie sah ich auf dem österreichischen Militärlazareth in Rastatt. Ich theile diesen Fall, dessen Krankengeschichte ich der Güte des Herrn Dr. Riedel verdanke, ausführlich mit, und werde auf denselben noch später zurückkommen, da er auch anderweitige höchst interessante Erscheinungen darbot.

Joseph Schwarz, 24 Jahre alt, wurde am 21. März mit folgenden Symptomen in das Spital aufgenommen. Vollkommene Bewusstlosigkeit, unstätes Hin- und Herwerfen des Körpers im Bette. Kopf und Gesicht normal temperirt, die Pupillen beiderseits gleich, von mittlerer Weite, unbeweglich. Herpes labialis, starker Trismus. Unterleib mässig eingezogen, unwillkührliche Harnentleerung, Puls 88.

Am 22. März. Das Bewusstsein ist wieder theilweise zurückgekehrt, der Kranke ist ruhiger. Die Pupillen reagiren wenig, der Trismus ist geringer, und die stark belegte Zunge kann bereits etwas vorgestreckt werden. Puls 80.

Am 23. März. Der nächtliche Schlaf war gestört durch unruhige Träume und häufiges Aufschrecken. Das Bewusstsein ist etwas klarer; auf Befragen klagt der Kranke über grosse Eingenommenheit des Kopfes und brennende Schmerzen daselbst. Rechte Pupille eng, linke dagegen stark erweitert. Puls 80.

Nachmittags Ptosis des linken oberen Augenlides, sowie Lähmung der linken obern Extremität, der Blase und des Rectums.

Am 24. und 25. März keine wesentliche Veränderung. Am 26. März. Röthung des Gesichtes. Injection des Episcleralgewebes am rechten Auge, Ansammlung zähen eitrigen Schleimes im innern Augenwinkel und im Bindehautsacke.

Schwerhörigkeit, Schwellung und Röthung des rechten Ohres mit Blasenbildung auf demselben. Athmen ruhig, Puls sehr klein, 108.

Am 27. und 28. März. Dieselben Erscheinungen. Am 29. März. Das Bewusstsein ist beinahe völlig erloschen. Die Injection des linken Auges hat zugenommen. Nach Hinwegnahme des das untere Segment der Hornhaut deckenden eiterähnlichen Schleimes, zeigt sich daselbst ein deutlich opaker Fleck. Rechte Pupille ebenfalls erweitert. Extremitäten kühl. Puls 96.

Am 30. März. Zunahme sämmtlicher Erscheinungen; aus dem opaken Fleck auf der Hornhaut hat sich deutlich ein Geschwür entwickelt. Nachmittags 3 Uhr erfolgte der letale Ausgang.

Sektionsbefund.

Körper gross, ziemlich stark gebaut, gut genährt.

Die allgemeine Decke rein weiss, an der Rückenfläche des Stammes und der Extremitäten mit zahlreichen Todtenflecken und am rechten Ohre mit einzelnen eitrigen Krusten und Borken.

Die Extremitäten in den Gelenken unbeweglich starr.

Die Pupillen beiderseits zusammengezogen; am unteren Segmente der Hornhaut des rechten Auges ein über hanfkorngrosser bis an ihre mittleren Schichten dringender Substanzverlust.

Schädeldach symmetrisch, oval, kompakt.

Die Gefässe der harten Hirnhaut stark mit Blut gefüllt. Im Sinus longitudinal. sup. dunkles flüssiges Blut.

Hirnwindungen etwas abgeflacht.

Die weichen Hirnhäute stark mit Blut gefüllt, an der konvexen Oberfläche des Gehirns, längs der grossen Venenstämme und bloss auf deren allernächste Umgebung beschränkt, mit einem weisslichen, nur an wenigen Stellen schwach ins Gelbliche spielenden, Exsudate in sehr geringer Menge versehen, leicht zerreisslich und von der unterliegenden Hirnrinde schwer abziehbar.

Hirnrinde blass röthlichgrau, Marksubstanz rein weiss, auf dem Durchschnitte mit zahlreichen Blutpunkten, ziemlich leicht zerreisslich.

Die beiden Seitenventrikel stark erweitert, mit etwa 3 Unzen einer an der Oberfläche klaren gelblichen, in den unteren Schichten und am Boden aber eiterähnlichen Flüssigkeit gefüllt. Die innere Oberfläche beider Ventrikel des Vorder- und Unterhornes ist mit einer grüngelben, eiterähnlichen und leicht abstreifbaren Masse überdeckt.

Der mittlere Ventrikel bis in den Trichter hinab ist mit derselben Masse erfüllt. An der unteren Fläche des Gross- und Kleinhirns lassen die weichen Hirnhäute, mit Ausnahme nachfolgender Theile, nicht die mindeste krankhafte Veränderung erkennen.

Vom hinteren Rande des Chiasma nerv. optic. angefangen, genau in der Mittellinie und in der Breite des Pons, findet sich zwischen beiden Hirnhäuten über dem Infundibul., den Globul. medull., den Lamina perfor. poster. und den inneren Enden der Pedunculi cerebri sammt den daselbst entspringenden Nerven, ferner über dem Pons varol., dem verlängerten Marke sammt den angränzenden Parthieen des Kleinhirns (so ziemlich symmetrisch) und der vorderen Seite des Halstheiles des Rückenmarkes eine mächtige Schicht einer grüngelben dicken, beinahe sulzigen Masse abgelagert.

Am Halsmarke ist diese eiterähnliche Masse nicht in der Mittellinie, sondern mehr gegen die Seitentheile desselben, gegen die Austrittsstelle den Nervenwurzeln und zwar vorzugsweise linkerseits verbreitet.

Brust-, Lenden- und Kreuztheil des Rückenmarkes. wurden nicht untersucht.

In den Sinus der Schädelbasis dunkles, flüssiges Blut.

Die vordere Augenkammer des rechten Auges mit klarem Kammerwasser gefüllt, die übrigen Augenmedien, seine Häute sowie der Nerv. optic. ebenfalls unverändert.

Die Lungen beiderseits sind allenthalben sehr blutreich, in den untersten Parthieen leicht verdichtet mit schaumig seröser Flüssigkeit angefüllt. Im Herzbeutel einige Drachmen klaren Serums. Das Herz zusammengezogen, ohne Blutgerinnsel in den Ventrikeln, seine Muskulatur blass, seine Klappen sowie die der grossen Gefässe normal.

. Die Leber hellbraun, leicht brüchig, in den grossen Gefässen dunkles flüssiges Blut.

Milz ungefähr $4\frac{1}{4}$ Zoll lang und 3 Zoll breit, ihre Kapsel leicht gerunzelt, ihr Gewebe hell rothbraun, sehr derb.

Gekröse und Mesenterium sehr fettreich.

Der Magen leicht zusammengezogen, etwas bräunlichtrübe, geruchlose Flüssigkeit enthaltend, seine Schleimhaut gefaltet, blassgrau, mit dünnem Schleime bedeckt.

Im Dünn- und Dickdarme dieselbe Flüssigkeit, die Schleimhaut von gleicher Beschaffenheit.

Nieren sehr blutreich, Harnblase gefüllt, eine grosse Menge sedimentreichen Harns enthaltend.

Von Lähmungen im Gebiete einzelner Nerven habe ich ausser den Lähmungen der Augenmuskeln, von denen ich später reden will, in zwei Fällen exquisite Facialparalyse zu sehen Gelegenheit gehabt.

Lähmungserscheinungen im Bereiche der Pars minor trigemini, des Hypoglossus und Glossopharyngeus habe ich nicht gesehen. Ob die bei verhältnissmässig niedriger Körpertemperatur zuweilen vorkommende grosse Pulsfrequenz von einer Vaguslähmung abhängt, lasse ich dahingestellt sein.

Da augenscheinlich die Gehirnsubstanz an der Entzündung der Meningen in der Regel keinen Antheil nimmt, so hat das häufige Fehlen der Lähmungserscheinungen durchaus nichts Auffallendes.

Ob die doppelseitige Lähmung der Extremitäten von einem Druck des Exsudates auf das Rückenmark selbst, oder auf die motorischen Wurzeln desselben abhängt, würde sich leicht durch die Prüfung der gelähmten Muskeln vermittelst des Inductionsstromes entscheiden lassen. In solchen Fällen, in welchen die Lähmung auf die obern Extremitäten beschränkt, oder in den obern Extremitäten viel ausgesprochener ist, als in den untern Extremitäten (s. Stat. praes. Seite 33), ist man auch ohne dieses diagnostische Hülfsmittel berechtigt, die Lähmung von dem Druck des Exsudates auf die motorischen Wurzeln, oder von einem, durch die Entzündung des Neurilems hervorgerufenen, collateralen Oedem derselben abzuleiten.

Ob die Hemiplegie zum Theil von Herderkrankungen, kleinen Hämorrhagieen, oder Entzündungen in der Gehirnsubstanz selbst, oder von einem stärkern Drucke des Exsudates auf die eine Hemisphäre, auf den einen Gehirnschenkel, auf die eine Hälfte des Rückenmarkes, oder seiner motorischen Wurzeln abhängt, müssen weitere Beobachtungen lehren. Die Lähmung einzelner Gehirnnerven ist in den Fällen, in welchen sich das Exsudat massenhaft an der Basis findet, leicht erklärlich, da man die dort austretenden Nerven in solchen Fällen, wie bei der Section des Kranken Joseph Schwarz, rings von Exsudat umgeben findet, und da sich sogar zuweilen das Exsudat längs der Nervenscheiden bis zum Austritt der Nerven aus dem Schädel verfolgen lässt.

8. Psychische Störungen. Im Beginn der Krankheit ist das Bewusstsein ungetrübt; die Kranken geben, wenn man sie frühzeitig sieht, über die Schädlichkeiten, von denen sie etwa ihre Krankheit ableiten, über ihr Befinden an den

Tagen vor dem Eintritt der ersten schweren Krankheitserscheinungen und über die ersten Symptome klaren und ge-
nauen Bescheid. Bald aber bemächtigt sich ihrer ein so
grosses Unbehagen und eine so maasslose Unruhe, dass ihnen
die Fragen äusserst lästig werden, und dass es ihnen schwer
wird, ihre Gedanken auf den Gegenstand der Fragen zu
fixiren. Sie geben dann nur mit Widerstreben kurze und
unvollständige Antworten. Die rastlose, kaum durch Pausen
von wenigen Minuten unterbrochene Jactation ist äusserst
characteristisch. Kaum reicht ein einzelner Wärter aus, zu
verhüten, dass die Kranken bei dem beständigen Sichherumwerfen aus dem Bette fallen. Mit dem Klagen und Jammern
über die Schmerzen im Kopf mischen sich bald Delirien.
Auf die Fragen nach dem Befinden bekommt man nur con-
fuse Antworten. Der Kranke, den ich in Freiburg mit Prof.
Kussmaul beobachtete, ein Brauerknecht, der längere Zeit
in Spanien gewesen war, sprach am zweiten und dritten
Krankheitstage vielfach spanisch, hatte zuweilen keine Vor-
stellung von dem Orte, an welchem er sich befand, wollte
abreisen etc. Erreicht der Zustand eine beträchtliche Höhe,
was in rapid verlaufenden Fällen innerhalb weniger Stunden
eintreten kann, so bekommt man auf seine Fragen keine
Antwort mehr, die lauten Delirien hören auf, aber die Unruhe und Jactation bestehen fort, bis endlich auch sie einem
Stupor und einem tiefen Coma Platz machen. Dieser Gang
der psychischen Störungen scheint ein äusserst constanter zu
sein, wenn auch die Dauer der Aufregungsperiode und des
Stupors in den einzelnen Fällen vielfach variirt.

9. Schwerhörigkeit bis zu vollständiger Taubheit
bald bloss auf dem einen, bald auf beiden Ohren wird in
verhältnissmässig zahlreichen Fällen beobachtet. Sie tritt
zuweilen schon frühzeitig, zuweilen erst im spätern Verlaufe
der Krankheit ein und kann, wenn sich die Krankheit in
die Länge zieht, wochen- und wie ich in einem früher er-

wähnten Fall gezeigt habe, monatelang fortbestehen, ja in Fällen, die in Genesung enden, die Krankheit überdauern.

Ich halte es nicht für unwahrscheinlich, dass der Schwerhörigkeit und Taubheit verschiedene Ursachen zu Grunde liegen. In dem von mir mit Professor L u s c h k a gemeinschaftlich untersuchten Präparate, welches Herr Dr. R i e d e l die Güte gehabt hatte, mir nach Tübingen zu senden (Brücke, kleines Gehirn, Medulla oblongata und ein Theil des Rückenmarks von Joseph S c h w a r z), fanden wir den Acusticus bis zu seinem Austritte aus dem Schädel so vollständig in Exsudatmassen eingebettet, dass Herr Prof. L u s c h k a die Vermuthung aussprach, es könne die Entzündung und Exsudation recht wohl in manchen Fällen, der Continuität der Nerven folgend, sich bis in das Labyrinth erstrecken und so zu Taubheit Veranlassung geben. An demselben Präparate konnten wir aber auch constatiren, dass das Exsudat von der Basis des Gehirns, durch den von L u s c h k a genauer beschriebenen, neuerdings von R e i c h e r t in Abrede gestellten und für artefact erklärten Hiatus Magendii sich in den vierten Ventrikel erstreckte und hier namentlich den Striae acusticae auflag. Nimmt man dazu, dass die Einbettung des Acusticus in Exsudatmassen allein zu Taubheit führen kann, so ist das häufige Vorkommen dieses Symptoms bei der epidemischen Cerebrospinalmeningitis gewiss nicht befremdend.

10. K r a n k h e i t s e r s c h e i n u n g e n v o n S e i t e d e s A u g e s. In keinem der von mir selbst beobachteten Fälle und in keinem derjenigen, über welche ich in Rastatt und Carlsruhe Notizen gesammelt habe, wurde eine mehr oder weniger vollständige Aufhebung des Sehvermögens constatirt. Nur in dem einen Falle, in welchem der Kranke vollständig schlaff und apathisch dalag und an das Bild eines Typhuskranken erinnerte, schien es, als ob der Kranke, der mit weiten Pupillen und leerem Blick dalag, keinen ihm vorge-

haltenen Gegenstand fixire. Ptosis des einen oder beider oberer Augenlider wird öfter beobachtet, ebenso in verhältnissmässig häufigen Fällen Diplopie. Ich nehme keinen Anstand, diese Erscheinungen von den Insulten abzuleiten, welche die Augennerven durch die Entzündung ihres Neurilems erleiden. Die gleichfalls in einer grösseren Zahl von Fällen beobachtete Keratitis, welche, mit bedeutender Varicosität des Auges und schleimig-eitriger Secretion der Conjunctiva beginnend, in wenigen Tagen zu Keratomalacie und Hypopion führt, erinnert in so frappanter Weise an die Veränderungen des Auges nach Zerstörung des Ganglion Gasseri, dass man auch diese Erscheinungen ohne Bedenken mit der eitrigen, auf das Neurilem verbreiteten Basilarmeningitis in Beziehung setzen darf. Ich habe vor langer Zeit in Magdeburg bei einer sporadischen Basilarmeningitis denselben Vorgang im Auge beobachtet. Der Kranke, von dem das Präparat stammt, welches ich mit Prof. Luschka untersucht habe, hatte Ptosis auf dem linken, Keratomalacie auf dem rechten Auge, und gerade in diesem Falle war das Exsudat in der Umgebung der aus der Gehirnbasis austretenden Nerven ein ungewöhnlich massenhaftes. Dass auch Kranke, bei welchen das Auge in der erwähnten Weise zerstört wird, in die Reconvalescenz treten können, scheint ein Fall zu beweisen, den ich mit Herrn Dr. Oster in dessen Privatpraxis zu sehen Gelegenheit hatte.

Ein 1¹/₂ Jahre altes Kind, welches schon einige Tage unwohl gewesen war, erkrankte am 23. März Abends, schrie fast fortwährend und war völlig schlaflos. Am 24. M. verfiel es in grosse Unruhe und unaufhörliche Jactationen, und es trat schleimiges Erbrechen ein. Am 25. M. wurde deutlich tetanische Spannung der Nackenmuskeln beobachtet, die mehrere Tage anhielt, und zu der sich am 27. nach vorhergegangener Varicosität des Auges, Keratomalacie und Hypopion gesellte. Als ich das Kind am 30. März Morgens mit

Herrn Dr. Oster besuchte, war die Spannung der Nackenmuskeln verschwunden, das Kind ruhig geworden, es hatte
geschlafen und Nahrung genommen; aber das linke Auge
schien unrettbar verloren.

Was endlich die Beschaffenheit der Pupille anbetrifft,
so war dieselbe in der Mehrzahl der Fälle verengt, selten
von normaler Beschaffenheit, in manchen Fällen endlich, namentlich in der letzten Zeit vor dem Tode, auf dem einen oder auf
beiden Augen erweitert. Da die Meningitis in der Mehrzahl der Fälle vorzugsweise die Convexität der Hemisphären
befällt, so scheint in der That das häufige Vorkommen der
Pupillenverengerung der Annahme von Griesinger, nach
welcher diese Erscheinung vorzugsweise bei Reizungszustän-
den an der Convexität der Hemisphären beobachtet wird,
günstig zu sein. In den Fällen, in welchen die Pupille auf
einem oder auf beiden Augen erweitert wird, und namentlich
in solchen Fällen, in welchen die Pupillenerweiterung mit
Ptosis des obern Augenlides zusammentrifft, liegt es am
nächsten, beide Erscheinungen von der Lähmung des Oculo-
motorius abzuleiten. — Ich bemerke schliesslich, dass in den
von Herrn Distriktsarzt Haug geführten Listen, unter den
Complicationen einige Male auch eine Iritis erwähnt wird.

11. Erscheinungen von Seiten der Respira-
tions- und Circulationsorgane. Die Respiration ist
in der Regel mässig, auf der Höhe der Krankheit bedeutend
beschleunigt, und zuweilen von Stöhnen und Aechzen begleitet. Das ungleiche Respiriren, bei welchem es fast den
Anschein hat, als ob die Kranken das Athmen vergässen,
bis sie nach einer längern Pause einen tiefen, seufzenden
Athemzug thun, auf welchen dann eine Zeit lang schnelle
Respirationen folgen, eine Erscheinung, welche bei der tuberculösen Basilarmeningitis und dem acuten Hydrocephalus
überaus häufig wahrgenommen wird, kommt nach dem, was
ich selbst beobachtet und von fremden Beobachtern erfahren

habe, bei der epidemischen Basilarmeningitis selten oder gar
nicht vor. Gegen das Ende stellt sich fast in allen Fällen
ein seröses Transsudat auf der Bronchialschleimhaut ein,
und der Tod erfolgt fast immer unter den Erscheinungen
eines acuten Lungenödems. Nur in einem unter den 120
Fällen, über welche ich durch die Güte des Herrn Bez.-Arz-
tes Dr. Haug in Rastatt eine Liste besitze, wird in der
Rubrik „besondere Bemerkungen" erwähnt, dass eine Pneu-
monie die Krankheit complicirt habe.

Die Herz- und Pulsschläge zeigen in der Regel eine
vermehrte Frequenz von 90, 100, 120, und in schweren
Fällen auf der Höhe der Krankheit von 130—140 Schlägen
in der Minute. Bisweilen ist die Pulsfrequenz im Verhältniss
zur Körpertemperatur niedrig, aber eine hochgradige Puls-
verlangsamung bis zu 60 und 50 Schlägen in der Minute,
welche bei andern Encephalopathieen ziemlich häufig beobachtet
wird, gehört bei der epidemischen Cerebrospinalmeningitis,
wenn sie überhaupt vorkommt, jedenfalls zu den Ausnahmen.

12. Erscheinungen von Seiten der gastri-
schen Organe. Uebelkeit und Erbrechen, augenscheinlich sympathischer Natur, stellen sich in vielen Fällen mit
dem ersten Beginn der Krankheit ein und wiederholen sich
nicht selten im Verlauf des ersten Tages mehreremale, dagegen scheint wenigstens nach meinen Beobachtungen und
Ermittlungen in Carlsruhe und Rastatt, ein sich so häufig
wiederholendes Erbrechen, wie es zuweilen bei andern Gehirnkrankheiten und hauptsächlich bei tuberculöser Basilarmeningitis beobachtet wird, bei der epidemischen Cerebrospinalmeningitis selten oder gar nicht vorzukommen. Mit
dem initialen Erbrechen ist in einzelnen, aber seltenen Fällen
ein einmal oder einigemale eintretender Durchfall verbunden,
später, wenn nicht Abführmittel, namentlich Calomel gereicht
werden, wird der Stuhlgang wie bei den sporadischen Entzündungen der Meningen in der Regel mehr oder weniger

hartnäckig verstopft. Der Leib pflegt auf der Höhe der Krankheit eingesunken, seltner in normaler Weise gewölbt oder etwas aufgetrieben zu sein. Dieses Eingesunkensein des Bauches, welches bei vielen Gehirnkrankheiten und namentlich fast constant bei der tuberculösen Basilarmeningitis und dem acuten Hydrocephalus beobachtet wird, beruht unverkennbar auf einer anhaltenden (tonischen) Contraction der Darmmuskeln. Man kann sich leicht davon überzeugen, dass die Bauchmuskeln nicht contrahirt, sondern schlaff auf die engen Därme zurückgesunken sind. Nur wenn der Opisthotonus einen so hohen Grad erreicht, dass dadurch der Thorax aufwärts und rückwärts gezogen und der untere Rippenbogen weiter von der Symphyse entfernt wird, fühlt man die Bauchdecken gespannt. Eine Vergrösserung der Leber und Milz ist durch Percussion und Palpation nicht nachzuweisen.

13. Erscheinungen von Seiten der Harnorgane. Der Urin enthält nur in einzelnen Fällen grössere oder geringere Mengen von Eiweiss; in der Mehrzahl der Fälle bietet er keine gröberen Anomalieen dar und zeigt nur geringe Concentration. Von da ab, wo das Bewusstsein der Kranken wesentlich getrübt wird, pflegten sie den Urin unter sich gehen zu lassen. Auf der Höhe der Krankheit tritt in der Regel Lähmung der Harnblase ein, und es wird nothwendig, sie mit dem Katheter zu leeren. Die Blasenlähmung kann in protrahirten Fällen wochen- und monatelang fortbestehen, wie in dem früher erwähnten Falle, welchen ich auf dem badischen Militärlazareth in Rastatt zu sehen Gelegenheit hatte.

14. Erscheinungen an den äussern Decken. Auf der Haut sind in einer grossen Zahl von Fällen keine characteristischen Veränderungen wahrzunehmen, und ich muss den Angaben, nach welchen bei der epidemischen Cerebrospinalmeningitis constant Exantheme beobachtet wer-

4 *

den sollen, nach meinen Beobachtungen und Ermittelungen in Carlsruhe und Rastatt auf das Entschiedenste widersprechen. — Das häufigste Exanthem, welches zur Beobachtung kommt, ist ein Herpes; gewöhnlich zeigt sich derselbe in der Umgebung des Mundes, doch habe ich auch an den Ohren, am Halse, am Rücken und selbst an den Extremitäten Herpeseruptionen beobachtet. Hr. Reg.-A. Dr. Panther in Rastatt erzählte mir von einigen Fällen, in welchen die Herpesbläschen zosterartig sich um die eine Hälfte des Halses herumgezogen hatten. Zuweilen beginnt die Efflorescenz der Herpesbläschen sehr frühzeitig, in andern Fällen tritt sie erst später ein, und es werden auffallend lange neue Nachschübe beobachtet. — Ausser dem Herpes wurde auf dem badischen Lazareth in Rastatt in einem Falle, aber erst am achten Tage der Krankheit ein Urticaria-ähnliches Exanthem, und namentlich in der Privatpraxis des Dr. Oster in zahlreichen Fällen ein Ausbruch von dunkelgefärbten zerstreuten Roseolaflecken, die beim Erblassen in Petechien übergingen, beobachtet. Das letztere Exanthem habe ich selbst nur in einem Falle (siehe unten), aber in exquisiter Weise gesehen.

15. Entzündliche Ergüsse in die Gelenke, welche in den französischen Epidemieen sehr häufig beobachtet wurden, fehlten in der Rastätter Epidemie nicht ganz, kamen aber doch nur in einzelnen Fällen zur Beobachtung. Ueber einen derselben, welchen ich in der Privatpraxis des Dr. Oster zu sehen Gelegenheit fand, habe ich mir folgende kurze Notizen gemacht: Das 4$^1/_2$ Jahr alte Kind war am 24. März, ohne dass Vorboten vorhergegangen wären, mit heftigem Erbrechen und Kopfweh, starker Benommenheit des Sensoriums erkrankt. Am 25. und 26. waren wiederholt Convulsionen eingetreten, und es war das Einbringen des Katheters wegen Lähmung der Blase nöthig geworden. Am 27. traten keine neuen Convulsionen auf, das Bewusstsein kehrte zurück, aber verschiedene Gelenke der obern und

untern Extremitäten zeigten eine massige Anschwellung und waren gegen Berührung und bei dem Versuch, die Glieder zu bewegen, äusserst schmerzhaft; erst am 28. wurde deutlich eine tetanische Spannung der Nackenmuskeln und ein Herpes phlyctaenodes bemerkt, welcher das Gesicht verschonend an beiden Oberschenkeln und am untern Theil des Rückens aufgetreten war. Als ich das Kind am 30. sah, lag es in einem Halbschlummer im Bett, war aber leicht zu wecken, schrie, wenn man es anrührte; die Anschwellung der Gelenke hatte nachgelassen, war aber noch immer deutlich zu erkennen, die tetanische Spannung der Nackenmuskeln war kaum noch angedeutet [1]).

16. Fiebererscheinungen. Ein heftiger Frostanfall eröffnet in zahlreichen Fällen die Reihe der Krankheitserscheinungen, doch kommen auch Fälle vor, in welchen im Anfang der Krankheit nur wiederholtes leichtes Frösteln bemerkt wird, und eine kleine Zahl, in welchen die Krankheit ohne alle subjective Empfindung von Kälte beginnt. — Die Körpertemperatur zeigt bei der epidemischen Cerebrospinalmeningitis ein eigenthümliches Verhalten. Die Steige-

---

1) Ich will hier bemerken, dass zwei Geschwister dieses Kindes am 30. M. gleichfalls an der Krankheit darniederlagen, und dass jedes der drei kranken Geschwister ein von dem der andern wesentlich abweichendes Bild darbot. Die 14jährige älteste Schwester war am 23. M. mit Kopfschmerz und exquisitem Tetanus erkrankt, am 25. waren grosse Unruhe und Delirien eingetreten und ein Herpes labialis aufgeschossen. Schon am 26. war das Sensorium wieder frei, aber der Tetanus der Nackenmuskeln bestand noch am 30. M. in kaum vermindertem Grade fort.

Die dritte, etwa 8jährige Schwester war am 27. erkrankt mit Kopfschmerz, Erbrechen und Durchfall. Das Bewusstsein wurde nicht wesentlich getrübt. Erst am 29. waren Contraction der Nackenmuskeln, grosse Unruhe ohne eigentliche Delirien und zahlreiche bläuliche Roseolaflecke im Uebergang in Petechien bemerkt worden. Die anfangs normale Pupille war am 30. eher etwas erweitert, die Petechien im Ablassen, aber noch deutlich zu erkennen, die Application der Eisblase auf den Kopf, welche sich die Geschwister gerne hatten gefallen lassen, wurde von dieser Kranken entschieden verweigert.

rung derselben ist am ersten und zweiten Krankheitstage oft eine nur geringe. In dem Militärlazareth in Carlsruhe, in welchem sehr sorgfältige Temperaturmessungen vorgenommen werden, stieg das Thermometer in den ersten Krankheitstagen in der Regel nur bis auf 38,5 oder höchstens 39 und einige Zehntel Grade. In dem Fall, welchen ich auf der Freiburger Klinik in Gemeinschaft mit Herrn Prof. Kussmaul beobachtet habe, und von dem ich die von Herrn Dr. v. Rotteck verfasste und mir von ihm und Hrn. Prof. Kussmaul mit dankenswerther Bereitwilligkeit zur Disposition gestellte Krankengeschichte in extenso folgen lasse, zeigte das Thermometer am zweiten Tage im Rectum sogar die auffallend niedrige Temperatur von 37,2.

August Reich, 16½ Jahre alt, aus Hochdorf, einem Fieberorte, gebürtig, zur Zeit Bierbrauer in einer hiesigen Brauerei, wurde am 26. März 11 Uhr Morgens in das Freiburger Hospital verbracht.

Patient litt in seinem dritten Lebensjahre an einer Intermittens quartana, die ein Vierteljahr lang währte und von selbst wieder gut wurde. Als Kind soll er einmal an Eklampsie gelitten haben. Ein Schwesterchen des Kranken starb vor sechs Wochen während des Zahnens an einer fieberhaften Krankheit.

Vor 2½ Jahren reiste A. Reich nach Valladolid, um das Braugeschäft zu lernen; daselbst hielt er sich zwei Jahre auf, worauf er wieder nach Hochdorf zurückkam. Seit 2 Monaten arbeitete er in einer hiesigen Bierbrauerei.

Die jetzige Krankheit begann am 25. März, nachdem P. noch mit gutem Appetit und Wohlsein zu Mittag gegessen, mit einem Schüttelfrost Nachmittags 4 Uhr, worauf zwei- bis dreimaliges Erbrechen, zwei Stühle und Nasenbluten eintraten. Am Abend sprach er irre, die Nacht verlief sehr unruhig.

Am 26. März Aufnahme in's Hospital; kurz vorher noch Erbrechen galliger, grünlicher Massen, deren Spuren noch an beiden Mundwinkeln sichtbar sind.

Status praesens bei Aufnahme des Patienten: P. ist ein sehr kräftiger, muskulöser Mensch. Gesicht stark geröthet; Augenlider halb geschlossen; Pupillen weit, ungleich, rechte weiter als die linke; gegen wechselnde Beleuchtung normal reagirend. — Leichte Steifigkeit im Nacken; Mund fest geschlossen. — Thorax zeigt nichts Abnormes; Herzdämpfung normal. — Herzstoss unregelmässig, sehr stark, Töne ganz rein. — Unterleib etwas eingezogen. — Respiration sehr unregelmässig, ziemlich frequent. — Sehr starke Unruhe; fortwährende Jactation. — Nur wenige Minuten liegt er bisweilen ruhig da und beginnt dann mit Seufzen und Schmerzesäusserungen die Bewegungen wieder. — Sensorium benommen; erst Nachmittags gab er seiner Mutter kurze, verständige Antworten auf gestellte Fragen und klagte über Kopfweh, Mattigkeit und Abgeschlagenheit der Glieder, über Schmerz im Kreuze. Die Zunge, die er nach öfterm Auffordern herausstreckte, war weisslich belegt und mit Zahneindrücken versehen. Doch verfiel P. nach kurzer Zeit wieder in den frühern unbesinnlichen Zustand. Körpertemperatur (in der Achselhöhle gemessen) 38,9. 108 Puls, 24 Resp. in der Minute. Am Morgen wurden dem Kranken 6 Blutegel hinter die Ohren gesetzt, eine Eiskappe auf dem Kopf applicirt und ein Klystier mit einem Aufguss von Sennesblättern gesetzt. —

Abends 6 Uhr. P. liegt unbesinnlich mit sehr rothem Gesicht und geschlossenen Augen zu Bette, kaum erweckbar, unruhig sich hin- und herwälzend, unverständliche spanische Worte sprechend, 16—20 tiefe, zuweilen seufzende Athemzüge i. d. M. schöpfend.

Linke Pupille weit, rechte um die Hälfte enger, beide schwer beweglich. Die weisslich belegte mit Zahneindrücken versehene Zunge wird ohne Zittern gerade herausgestreckt. Puls voll, ungemein variabel, leicht zu comprimiren, 104 Schläge. Herz sehr stark schlagend, Kopf wenig rückwärts gezogen. Trapezius nicht contrahirt, Bauch eingesunken. — Nach 6 Uhr wurde eine Venäsection von 14 Unzen gemacht. Während der Venäsection sehr grosse Unruhe; nach derselben etwa ³/₄ St. Ruhe. Puls sank nach der Venäsection von 104 auf 94 Schläge. Gesicht blass.

Doch begann die Unruhe bald wieder aufs Neue. Auf das Calomel sind 3 Stuhlentleerungen erfolgt, die zwei ersten kothig, die letzte grün gefärbt.

27. März, 9 Uhr Morgens. Die Nacht war sehr unruhig. Gesicht blass, Bewusstsein etwas heller. Pat. gibt auf Fragen Auskunft, klagt über heftigen Schmerz im Kopfe. Kopf stark nach hinten gezogen. Grosse Ruhelosigkeit. Puls weit kleiner als gestern. Kein Exanthem; kein Milztumor. Linke Pupille im Dunkeln nur halb so weit als gestern; beide Pupillen gleich weit. Zunge schwach weisslich belegt, heute ohne Zahneindrücke. Herzstoss heute schwächer, kein Missverhältniss im Carotispuls zum Radialpuls. Grosse Abgeschlagenheit der Glieder. Klage über Schmerz im Kreuz. Temp. 37,2. 96 P. 32 Resp. Therapie: 6 Hirudines ad anum. Fortgebrauch des Calomel.

27. Abends 7½ Uhr. Starker Blutverlust durch die an den Anus gesetzten Blutegel. Blässeres Aussehen als heute Morgen. Zuweilen tief seufzend, zeitweise besinnlich, zeitweise Verkehrtes sprechend. Ausserordentliche Unruhe, Patient wälzt sich beständig von einer Seite zur andern und jammert. Pupillen sehr eng. Kopf immer noch stark gegen den Rücken gezogen. Druck auf die Nackenwirbel scheint nicht schmerzhaft zu sein. Seit heute Morgen ein Mal Stuhl. Sehr viel Durst. Temp. 37,2 (in recto); 120—130 P.; 28—30 Resp. Morph. Inject. v. ¼ gr.

28. Morg. Die Nacht über sehr unruhig. Kopf etwas geröthet. Unruhe noch gross, aber weniger als gestern. Pupillen eng. Bewusstsein von Zeit zu Zeit wiederkehrend; Pat. meist ungereimtes Zeug vor sich hinplaudernd. Nacken und Bauch wie gestern. Klage über Schmerz im Kopf und Abgeschlagenheit der Glieder. Heute Husten mit schleimigem Auswurf. Puls regelmässig, kräftig. Durst noch gross, Zunge weniger belegt als gestern. Der Kranke bleibt länger auf einer Seite liegen als gestern. Rücken vom Kopf zur Lumbargegend opisthotonisch gekrümmt. Kein Milztumor. —

9 Uhr Morg. Temp. 37,25 (in recto); Puls 80, Resp. 30.
7 1/2 Uhr Abds. Temp. 38,2 (in recto). Puls 120, Resp. 40.
Therapie: Klysma, subcutane Injection einer Lösung von
Morphium (gr. 1/4).

29. Morg. Gesicht stark geröthet, in's Bläuliche spie-
lend. Die Achselhöhle für die zufühlende Hand nicht heiss.
Beide Pupillen sehr eng. Grosse Unruhe und Jammern.
Seit 1 Stunde heftiges Trachealrasseln. Die opisthotonische
Krümmung der Wirbelsäule noch grösser. Die Linie vom
Kinn bis zum Scheitel schneidet die Längsachse des Körpers
im rechten Winkel. Trapezius nicht erhärtet. Bauch wie
bisher; der obere Theil der Recti mässig erhärtet. Radialis-
puls sehr klein. Carotiden klopfen stark. Beständiges Aus-
speien schleimiger Massen. — 8 Uhr Morg.: Temp. 39 (in
recto), Puls 120, Resp. ? — 9 Uhr Morg.: Temp. 38,6 (in
recto), Puls 160, Resp. 48—50. Patient lässt Stuhl und Urin
in's Bett laufen. Der durch den Katheter entfernte Urin ist
stark tingirt, wiegt 1,018, enthält kein Albumen. Seit 11
Uhr ist P. beständig unbesinnlich; der Livor des Gesichts
hat zugenommen; um 2 3/4 U. Nachmittags Tod. Eine halbe
Stunde vor dem Tode traten schon Athmungspausen von
10—15 Secunden ein; in den letzten zehn Minuten solche
von 20—30 Secunden, worauf zuweilen ein angestrengtes Luft-
schnappen erfolgte.

12 3/4 U.						Temp. in recto 39,4.
1 3/4 U.					″	″ ″ 40,2.
5 Min. vor dem Tode					″	″ ″ 40,6.
5 Min. nach dem Tode					″	″ ″ 40,65.
1/4 St.	″	″	″	″	″	″ 40,6.
1/2 St.	″	″	″	″	″	″ 40,5.
1 St.	″	″	″	″	″	″ 40,1.

Abends 7 1/4 U. war in recto noch eine Temperatur von
36,4, obschon die Leiche 3 Stunden lang entkleidet in einem
Zimmer von 2—3° R. minus gelegen war. Die opisthotonische
Krümmung in Hals- und Lendengegend hatte abgenommen.

Sectionsbefund (Prof. Maier).
(30. März 11 Uhr M.)

Körper gross, sehr kräftige Muskulatur. Sehr ausgeprägte Todtenstarre, am Rücken mässiger cadaveröser Livor.

Das Innere des Wirbelkanals zeigt Blässe und Glätte der Bandmassen; ebenso ist die äussere Fläche der Dura M. spinalis nicht injicirt, glatt. Aus einzelnen geöffneten Spalten des Sackes der Dura M. floss eine trübe, gelbliche Flüssigkeit, ungefähr 1 Esslöffel voll. Die Innenfläche der Dura M. ist rosig gefärbt, leicht getrübt und auf ihr und der Arachnoidea bald inselförmiger, bald diffuser Beleg von gelblich-flüssigen oder verschmierbaren Massen, i. e. theils dünneres, theils dickeres eitriges Exsudat (K.), namentlich gegen den Lendentheil zunehmend. Die Pia M. ist stark injicirt und in ihr Einlagerung derselben purulenten Massen; auch hier wieder im obern Theil des Rückenmarks spärlicher, im untern Theil reichlicher. Das Rückenmark selbst bot nichts Ungewöhnliches, bei der mikroskopischen Untersuchung keine eitrige Zelleninfiltration. Die Dura M. des Gehirns injicirt, etwas rosig geröthet; in den Sinus bald feste, derbe Fibringerinnsel, bald festere, krümliche Blutmassen.

Die beiden Platten der Arachnoidea frei. Die Pia M. zeigt auf der ganzen Convexität des Grosshirns Verdickung, Trübung und Einlagerung grün-gelblicher, fester Massen. Auf der Basis des Gehirns sind diese Einlagerungen nur inselförmig, an der Untenseite der Stirnlappen und Mittellappen, am Chiasma nerv. optic. und den Seiten des Pons.

Das Kleinhirn zeigt sowohl an den Hemisphären und dem Wurm nur inselförmige und dem Lauf der Gefässe folgende Eiterablagerung. Die Gehirnmasse derb; Marksubstanz leicht in's Violett-Bläuliche verändert; die Rinde eher etwas blass und von der Pia Mater leicht und ohne Veränderung abziehbar.

In dem mittlern Ventrikel keine Veränderung.

In den Seitenventrikeln das Vorderhorn auch intact; in beiden Hinterhörnern aber, die etwas erweitert sind, etwas trübliche Flüssigkeit und Beleg der Wände mit etwas gelblicher, schmieriger Masse; letztere lässt sich zum grössten

Theil leicht mit Wasser abspülen, doch haften einzelne Reste
fester und es zeigt sich an diesen Stellen geringe Erweichung
des Ependyms.

Beide Lungen ziemlich ausgebreitet mit der Brustwand
verwachsen; auf der Oberfläche zeigen sich emphysematös
aufgeblähte und dazwischen atelektatische, dunkelgefärbte
Stellen. Auf Durchschnitten ist das Gewebe luftfältig, lebhaft roth gefärbt. Die atelektatischen Stellen sind dunkel,
luftleer und derb. An diesen Stellen sind auch die Pulmo-
naläste mit einem nicht adhärenten, bald derbern, schwarzen
Gerinnsel, bald mit mehr krümlichen Blutmassen erfüllt. Die
Gefässwand überall intact.

Das rechte Herz, die Vena cav. super., die Venae ano-
nymae, die Art. pulm. sind mit einem krümlichen und nur
schwach geronnenen, dunkeln Blut gefüllt, namentlich sind
im rechten Vorhof die Gerinnsel sehr stark. Das rechte
Herz ausgedehnt, das linke sehr stark zusammengezogen.
Die Herzmuskulatur, namentlich die des linken Herzens etwas
trocken. Klappenapparat normal. Mitralissaum etwas verdickt. Die Bronchialdrüsen mehr durchfeuchtet, aber nicht
angeschwollen, ebenso die Lumbardrüsen. Die Bronchien
und die untere Hälfte der etwas geschwellten Tracheal-
schleimhaut zeigen Injection, Schleimbeleg; auf Druck ent-
leeren sich aus einzelnen kleineren gelbliche Schleimpfröpfe.
Milz 4 1/2" lang, etwas über 3" breit. Consistenz ziemlich
fest; Farbe blass. Leber gross und blutreich. Nieren blass;
Rindensubstanz etwas entfärbt. Magen contrahirt. Die Schleimhaut zeigt auf der Höhe der Falten leichte hämorrhagische
Erosionen; in der Nähe der Cardia findet sich eine ähnlich
veränderte Stelle im Durchmesser eines Zolls. Mesenterial-
drüsen zeigen keine auffällige Veränderung. Darmkanal zeigt
Schleimbeleg, an den Plaques etwas stärkere Röthung. In
der Blase circa 1 Schoppen dunkeln Urins.

Kurz vor dem Ende steigt die Temperatur allerdings
wohl auf 40° und darüber, doch muss man bei dieser Stei-

gerung in Anschlag bringen, dass dieselbe wenigstens in solchen Fällen, welche mit starkem Opisthotonus verlaufen, wohl nur zum Theil von dem Fieber, zum andern Theil von der tetanischen Spannung der Muskeln abgeleitet werden muss.

Bei Weitem am häufigsten scheint die epidemische Cerebrospinalmeningitis unter dem Bilde zu verlaufen, welches im Wesentlichen der von mir zuletzt mitgetheilten Krankengeschichte entspricht.

Ohne dass dem stürmischen Beginn der Krankheitserscheinungen Vorboten vorhergegangen sind, wird der Kranke von einem Schüttelfrost befallen, zu welchem sich sofort heftiger Kopfschmerz und Erbrechen gesellen. Der Kopfschmerz steigert sich schnell zu einer beträchtlichen Höhe, der Kranke wird überaus unruhig, wirft sich beständig herum, die Pupillen sind eng, das Sensorium frei. Der Puls zeigt eine Frequenz von 80—100 Schlägen, die Körpertemperatur ist nur mässig, die Athemfrequenz auf 30—40 Respirationen in der Minute gesteigert. Schon am Ende des ersten oder am 2. Tage, seltener später, bemerkt man, dass der Kopf etwas nach rückwärts gezogen ist; die Klagen über den heftigen Kopfschmerz dauern fort, und der Schmerz verbreitet sich vom Kopf auf den Nacken und Rücken. Die Unruhe erreicht eine excessive Höhe, die Gedanken des Kranken verwirren sich, die Pupille bleibt eng, der Leib ist eingesunken, der Stuhlgang verstopft. Puls- und Athemfrequenz werden noch höher, zuweilen auf mehr als 120 Pulsschläge und mehr als 40 Athemzüge in der Minute gesteigert, die Temperatur ist noch immer verhältnissmässig niedrig oder beginnt auf 39° und darüber zu steigen. Im Lauf des 3. und 4. Krankheitstages treten die tetanischen Krämpfe der Nacken- und Rückenmuskeln, zuweilen mit Trismus verbunden, immer deutlicher hervor; es bildet sich ein hochgradiger Opisthotonus aus; das Bewusstsein ist geschwunden, aber der Kranke wirft sich noch immer im Bett umher, die Pupillen sind noch immer eng, der Stuhlgang angehalten, der Leib eingesunken, der Urin geht unwillkürlich ab, oder die Blase ist überfüllt und muss mit dem Katheter entleert werden. Der nun bewusstlose Kranke verfällt in tiefen Sopor, die stöhnenden Respirationen sind von Rasselgeräuschen begleitet, und unter Erscheinungen eines acuten Lungenödems tritt der Tod ein. Geringfügige Modificationen des entworfenen Bilds entstehen dadurch, dass dem Schüttelfrost ein oder zwei Tage ein Prodromalstadium, welches sich durch leichte Kopf- und Rückenschmerzen verräth, vorhergeht, oder dadurch, dass am 1., 2. oder 3. Tage der Krankheit eine Eruption von Herpesbläschen oder von zerstreuten, dunkelgefärbten Roseolaflecken bemerkt wird, endlich aber und vor Allem dadurch, dass die angeführten Symptome sich in weit kürzerer Zeit entwickeln, dass namentlich schon im Verlauf des ersten Tages das Bewusstsein schwindet und ein heftiger tetanischer Krampf in den Nacken- und Rückenmuskeln beginnt, oder endlich, dass sogar durch einen sehr stürmischen Verlauf schon am 1. oder 2. Krankheitstage das tödtliche Ende eintritt.

Keineswegs in allen Fällen nimmt indessen die Krankheit, wenn sie in der beschriebenen Weise begonnen hat und in den ersten Tagen verlaufen ist, einen tödtlichen Ausgang. Als günstige Zeichen bemerkt man in der Regel zuerst einen Nachlass der unaufhörlichen Jactationen und ein Klarerwerden des Sensoriums, während die Klagen über Kopfresp. Rückenschmerzen und der Tetanus der Nacken- und Rückenmuskeln noch unverändert fortbestehen, oder sich doch nur um ein Weniges vermindern. Macht die Besserung Fortschritte, so können in wenigen Tagen alle Krankheitserscheinungen verschwunden sein und der Kranke in die freilich immer sehr langsame Reconvalescenz treten. Ich theile im Folgenden 2 Fälle von günstigem Verlaufe mit, bei welchen die Krankheitserscheinungen in den ersten Tagen wenigstens

in den wesentlichen Punkten dem oben entworfenen Krankheitsbilde entsprachen. Die betreffenden Kranken sind im
österreichischen Militärlazareth in Rastatt behandelt worden,
und ich verdanke die Mittheilung der Krankengeschichten
der Güte des K. K. Hrn. Reg.-A. Dr. G a w a l o w s k y und
der des K. K. Oberarztes Hrn. Dr. R i e d e l.

J o h a n n P e t z i n a, 22 Jahre alt, wurde ohne voraus-
gegangenes Unwohlsein am 24. März Vormittags 10 Uhr
von einem ziemlich starken Schüttelfrost mit nachfolgender
Hitze und Eingenommenheit des Kopfes befallen und bereits
um 2 Uhr Nachmittags in halbbewusstlosem Zustande dem
Spitale übergeben.

Erscheinungen bei der Aufnahme:

Seitenlage mit angezogenen Extremitäten, Kopf stark
nach rückwärts gebeugt, Nackenmuskeln contrahirt. Gesicht
von normaler Färbung und Temperatur, Bewusstsein beinahe
vollkommen aufgehoben, Pupillen beiderseits gleich, enge,
schwach reagirend, Herpes labialis, Trismus, Unterleib wenig
vorgewölbt, Respiration langsam und ruhig, Puls 64, voll,
Hauttemperatur nicht vermehrt. Starke lokale Blutentziehungen.

Am 25. März. Die Lage und Haltung des Körpers dieselbe wie gestern. Das Bewusstsein ist zwar wiedergekehrt,
aber noch immer etwas getrübt. Pupillen von mittlerer Weite,
gut reagirend. Kein Trismus, aber leichte Nackencontractur
immer noch vorhanden. Puls 56. —

Am 26. März. Bewusstsein vollkommen zur Norm zurückgekehrt. Der Kranke klagt auf Befragen über Stechen und
Sausen in den Ohren, Schmerzhaftigkeit im Nacken und
grosse Abgeschlagenheit in den Gliedern. Pupille von mittlerer Weite, gut reagirend, Zunge stark belegt, trocken, Ge-
hör beiderseits etwas geschwächt, keine Nackencontracturen.
Unterleib aufgetrieben, Puls 84. Hauttemperatur normal.

27.—30. März. Das Allgemeinbefinden ist besser, sonst
ist jedoch keine wesentliche Veränderung eingetreten.

In einem Briefe vom 2. April schreibt mir Hr. Reg.-A.

Dr. Gawalowsky, dass die Besserung des Kranken stetige Fortschritte gemacht habe.

Joseph Worawetz, 28 Jahre alt. Die Krankheit begann am 3. Februar l. J. mit Kopfschmerzen, welche bis zum 5. zunahmen und zu denen sich noch am selben Tage Nachmittags Schwindel und Bewusstlosigkeit hinzugesellten.

Bei seiner sofort erfolgten Aufnahme bot er folgendes Bild:

Seitenlage mit angezogenen unteren Extremitäten, zeitweises unruhiges Hin - und Herwerfen des Körpers, lautes Seufzen und Stöhnen. Kopf nach rückwärts gebeugt, Pupillen beiderseits gleich, schwach reagirend, Tetanus der Kau- und Nackenmuskeln, Respiration erschwert, Unterleib aufgetrieben, Stuhl und Harn angehalten, Puls 88, klein. —

Am 6. Febr. dieselben Erscheinungen mit Andauer der Bewusstlosigkeit.

Am 7. Febr. Das Bewusstsein ist theilweise zurückgekehrt, grosse Unruhe. Der Kranke gibt auf wiederholtes lautes Anschreien grossentheils entsprechende Antworten und klagt auf Befragen über Schwere im Kopfe und Schmerzen im ganzen Verlaufe der Wirbelsäule, sowie in den unteren Extremitäten. Pupillen von mässiger Weite, noch immer träge, Trismus gewichen, ebenso zum Theile auch die Contractur der Nackenmuskeln. Respiration weniger mühsam, Puls 84, Unterleib aufgetrieben.

Am 8. Febr. Schlaflose Nacht, angeblich wegen Schmerzen in der Wirbelsäule und den unteren Extremitäten. Sonst dieselben Erscheinungen wie am vorigen Tage.

Am 9. Febr. Das Bewusstsein ist bereits ganz klar und der Kranke vollkommen ruhig. Die Pupillen contrahiren sich auf Lichtreiz besser. Dumpfer Schmerz im Hinterhaupte und das Gefühl bleierner Schwere in den unteren Extremitäten. Puls 92.

Am 10. Febr. dieselben Erscheinungen, nur in niederem Grade.

Am 13. Febr. Das Gesicht stark geröthet, Ohrensausen,

Empfindlichkeit der Nackengegend, Schmerz im Hinterhaupte und in der Wirbelsäule.

Am 15. Febr. Nachlass sämmtlicher Erscheinungen.

Am 17. Febr. Frostanfall, Kälte der Extremitäten, Puls klein, sehr frequent 100. Der Kranke klagt dabei ausser Ohrensausen und allgemeiner Schwäche über keine weiteren Beschwerden.

Am 22. Febr. Beginnende Reconvalescenz. Der Mann ist derart geschwächt, dass er sich kaum zu rühren vermag.

Gegenwärtig (am 30. März) ist der Kranke völlig hergestellt, und es ist weder in seiner psychischen noch in seiner physischen Sphäre irgend eine Störung zu bemerken.

Das bisher besprochene bei weitem häufigste Krankheitsbild, unter welchem die epidemische Cerebrospinalmeningitis verläuft, hat die frappanteste Aehnlichkeit mit dem Krankheitsbilde, unter welchem die acute Meningitis mit eitrigem Exsudate, wenn sie sporadisch auftritt, zu verlaufen pflegt. In manchen Fällen, in welchen die sporadische Form etwa einen chronischen Morbus Brightii complicirt, oder sich bei sehr geschwächten Individuen in der Reconvalescenz von schweren Krankheiten entwickelt, oder zu einer Caries des Felsenbeins hinzutritt, oder auch — was allerdings selten vorkommt — vorher ganz gesunde Individuen befällt, entsprechen die einzelnen Symptome, sowie der acute Anfang und der schnelle Verlauf der Krankheit, genau der gegebenen Schilderung. Wenn bei der epidemischen Form häufiger, als bei der sporadischen, eine hochgradige tetanische Spannung der Nacken- und Rückenmuskeln zur Beobachtung kommt, so gibt es auf der einen Seite Fälle von sporadischer Meningitis, bei welcher dieses Symptom genau in derselben Weise wie bei der epidemischen Meningitis beobachtet wird, und wir können auf der andern Seite zugeben, dass die epidemische Form häufiger als die sporadische von den Meningen des Gehirns auf die des Rückenmarks übergreift, dass aber in solchen Fällen, in welchen auch bei der sporadischen

Form dies geschieht, das Bild beider Krankheiten ein in allen Puncten identisches ist.

Die vorher entworfene übersichtliche Schilderung der Krankheitserscheinungen und des Gesammtverlaufs entspricht nun zwar dem Bilde der meisten, keineswegs aber aller Krankheitsfälle. Wir haben bei der speciellen Beschreibung der Symptome auch Erscheinungen erwähnt, welche sich in dem bisher besprochenen Bilde nicht finden, vor Allem die Taubheit auf einem oder auf beiden Ohren, die Diplopie, die Ptosis des obern Augenlides, die Erweichung und Zerstörung der Hornhaut, endlich die Lähmungen des Facialis und die doppelseitige, zuweilen auch halbseitige Lähmung der Extremitäten. Wenden wir uns nun zu denjenigen Krankheitsfällen, bei welchen die zuletzt erwähnten Symptome beobachtet werden, so ist es nicht etwa nothwendig, dass wir eine neue Schilderung des Gesammtverlaufes geben und den Beginn der Erkrankung, sowie die Krankheitserscheinungen der ersten Tage besonders beschreiben. Die Krankheit beginnt und verläuft in der ersten Zeit in derselben Weise, wie wir es oben beschrieben haben, und zu den Zügen des dort entworfenen Bildes kommen erst später neue, durch welche der Eindruck desselben allerdings mehr oder weniger modificirt wird. Allerdings entspricht dieses modificirte Bild nun nicht mehr genau dem einer acuten sporadischen Meningitis mit eitrigem Exsudate. Bei letzterer sind Taubheit, Diplopie, Ptosis, Zerstörungen des Auges, Lähmungen des Facialis, Paraplegie und Hemiplegie, wenn sie überhaupt vorkommen, höchst seltene Erscheinungen; aber es wird uns keineswegs schwer, eine vollständig genügende Erklärung dieser Differenz zu geben. Bei der sporadischen Meningitis mit eitrigem Exsudate ist es so sehr die Regel, dass der Process auf die Convexität der Hemisphären beschränkt bleibt, dass man sie nicht selten geradezu als acute Meningitis der Convexität bezeichnet und der tuberculösen Basilarmeningitis gegenüberstellt. Bei der epidemischen Meningitis ist dagegen die Verbreitung von der Convexität auf die Basis die Regel. Erreicht der Process an der Basis eine besondere Intensität, so gesellen sich zu den beschriebenen Symptomen Erscheinungen, welche nach unserer frühern Ausführung von dem Druck des Exsudates auf die an der Basis gelegenen Gehirntheile und Nervenstämme, oder von einem collateralen Oedem dieser Gebilde abhängen. Wir müssen schliesslich von denjenigen Fällen reden, bei welchen die Krankheit sehr frühzeitig und zuweilen noch vor dem Eintritt der am meisten characteristischen tetanischen Erscheinungen einen tödtlichen Verlauf nimmt. Ich nehme keinen Anstand, in diesen Fällen, in welchen die Section in der Epidemie von Carlsruhe und Rastatt constant ein ansehnliches Exsudat in den subarachnoidealen Räumen nachgewiesen hat, die Symptome und das tödtliche Ende allein von der eitrigen Meningitis abzuleiten; denn die Casuistik lehrt, dass auch bei der acuten sporadischen Meningitis Fälle von gleich rapidem Verlaufe vorkommen und unter schnell überhandnehmenden Lähmungserscheinungen in wenigen Stunden zum Tode führen.

Zum Schluss dieses Abschnittes können wir folgende Sätze aufstellen:

1. Sämmtliche Symptome, welche im Verlauf der epidemischen Cerebrospinalmeningitis beobachtet werden, lassen sich ungezwungen aus der eitrigen Entzündung der Pia mater des Gehirnes und Rückenmarkes ableiten.

2. Die Modificationen der einzelnen Krankheitsbilder hängen von der verschiedenen Intensität und namentlich von der verschiedenen Verbreitung der Meningitis und vielleicht zum Theil von Complicationen derselben mit Entzündungen anderer Organe ab.

Prognose.

Die Prognose der epidemischen Cerebrospinalmeningitis ist zwar sehr ungünstig, aber nicht in dem Grade, wie die der sporadischen Meningitis mit eitrigem Exsudate und wie die der tuberculosen Meningitis. Während von den letztern Formen nur äusserst selten Kranke genesen, überwiegt bei der epidemischen Form die Zahl der Genesungsfälle die der Sterbefälle um ein Bedeutendes. Dieses Verhalten beruht augenscheinlich auf dem Umstande, dass sowohl die sporadische Meningitis mit eitrigem Exsudate, als die tuberculose Meningitis, fast ausnahmslos als Theilerscheinung oder als Complication schwerer, für sich allein schon lebensgefährlicher, Krankheitszustände auftritt, während die epidemische Cerebrospinalmeningitis zum grossen Theil vorher gesunde oder an chronischen, nicht lebensgefährlichen Krankheiten leidende Individuen befällt. In der Rastatter Epidemie verhält sich, nach den statistischen Daten, welche ich der Güte des Herrn Bezirksarztes Dr. Haug verdanke, die Zahl der Genesungsfälle zur Zahl der Todesfälle folgendermaassen:

Von den 126 Individuen, welche von Mitte Dezember bis zum 2. April von der Krankheit befallen sind, waren am 2. April 38, also 30,1% verstorben. Es ist indessen anzunehmen, dass von den übrigen, am 2. April noch lebenden, Kranken eine gewisse Anzahl inzwischen verstorben ist, oder noch später sterben wird, so dass die Zahl 88 also 69,9% etwas grösser ist, als die Zahl der effektiven Genesungsfälle.

Bei den verschiedenen Geschlechtern und bei den verschiedenen Altersklassen ist von Mitte Dezember bis zum 2. April, in der Rastatter Epidemie, das Verhältniss der Ueberlebenden zu den Verstorbenen folgendes gewesen:

Von den 66 Erkrankten männlichen Geschlechts sind 20, von den 60 Erkrankten weiblichen Geschlechts 18 verstorben.

Hiernach war die Sterblichkeit nach Procenten berechnet bei beiden Geschlechtern eine fast gleiche, denn von den Erkrankten männlichen Geschlechts starben 30,3, von den Erkrankten weiblichen Geschlechts 30 %.

Von den 54 erkrankten Individuen, welche im Alter von 1—5 Jahren erkrankten, starben 18, also 33,3 %, von den 40 erkrankten Individuen im Alter von 6—14 Jahren starben 9, also 22,5 %, von den 27 erkrankten Individuen im Alter von 15—23 Jahren starben 10, also 37 %, von den 5 erkrankten Individuen im Alter von mehr als 23 Jahren starb Einer, also 20 %.

Die grösste Gefahr für das Leben besteht während der ersten 4 Tage der Krankheit. Die grosse Mehrzahl sämmtlicher Todesfälle (60,5 %) kommt auf diesen Zeitraum. Von den 38 Todesfällen der Rastatter Epidemie fallen

auf den Tag der Erkrankung . 4
„ „ 2. Tag 6
„ „ 3. „ 6
„ „ 4. „ 7
„ „ 5. „ 2
„ „ 6. „ 1
„ „ 8. „ 2
„ „ 9. „ 2
„ „ 13. „ 1
„ „ 16. „ 1
„ „ 17. „ 2
„ „ 22. „ 1

auf den 33. Tag 1

  „ „ 35. „ 1

  „ „ 37. „ 1

                     38

Die Prognose quoad valetudinem completam ist, wenn die Kranken am Leben bleiben, eine sehr günstige. Unter den bleibenden Störungen der Gesundheit, welche die epidemische Cerebrospinalmeningitis hinterlässt, ist namentlich Taubheit auf einem oder auf beiden Ohren und in seltenen Fällen Störung des Sehvermögens als Ausgang der beschriebenen Keratitis zu erwähnen.

Therapie.

Die Behandlung der Krankheit bestand in der Rastatter und Carlsruher Epidemie hauptsächlich in der energischen Anwendung der Kälte unter der Form von Eisumschlägen auf den Kopf, in der Application von Blutegeln hinter die Ohren und in der innerlichen Darreichung des Kalomels. Diese Behandlungsweise ist trotz der zahlreichen Misserfolge auch für die Zukunft dringend zu empfehlen.

Wie bei allen sehr bösartigen und mörderischen Epidemieen können für die Ermittlung des zweckmässigsten Heilverfahrens nur solche Fälle benutzt werden, bei welchen wenigstens eine schwache Hoffnung auf Erfolg vorhanden ist. In Epidemieen der asiatischen Cholera sind es die leichten Fälle von Choleradurchfall und die sogenannten erethischen Formen und nicht etwa die asphyktischen Formen, an welchen die einzuschlagende Therapie geprüft und erprobt werden muss. Wie ich erwähnt habe, hat die Behandlung mit Kälte und örtlichen Blutentziehungen in solchen Fällen, in welchen die Krankheit gleichsam nur angedeutet war, in welchen die Kranken unverkennbar durch den Einfluss der epidemisch herrschenden Schädlichkeit nur über Kopf- und Rückenschmerzen klagten, in Rastatt einen so schlagenden Erfolg gehabt, dass die Empfehlung dieser Behandlungsweise auch für die ausgesprochenen, und selbst für die schlimmsten Fälle gewiss gerechtfertigt ist. Dazu kommt aber, dass gegenüber den ausgebreiteten und schweren Läsionen, welche bei den Obductionen vorgefunden werden, bei der genannten Behandlung eine in der That verhältnissmässig grosse Zahl von Genesungen beobachtet wird. Es ist Angesichts jener schweren und verbreiteten anatomischen Störungen kaum zu erwarten, dass bei irgend einer andern Behandlung eine grössere oder selbst eine gleiche Zahl von Genesungen eintreten wird. — Von Herrn Reg.-Arzt Dr. P a n t h e r wurde mir der günstige Einfluss kalter Uebergiessungen im lauwarmen Bade gerühmt.

Die von französischen Beobachtern vorgeschlagene Darreichung von Opiaten ist meines Wissens von den Carlsruher und Rastatter Aerzten nicht in Anwendung gezogen worden, wohl aber als Palliativ gegen die grosse Unruhe und Jactation der Kranken in einzelnen Fällen subcutane Injectionen einer Morphiumlösung. Bei manchen Kranken schien der beabsichtigte Erfolg wenigstens für kurze Zeit erreicht zu werden.